Ruedi Buser

Kampf dem Ernährungs-Tod

Die große europäische Herausforderung des 21. Jahrhunderts

Sudden Inspiration Verlag

Nachweis Coverbild: © abc7 / Dollar Photo Club

Dieses wertvolle Buch würde ohne die Anstrengungen von Walter Häge, dem Vorsitzenden der Selbsthilfegruppe 'Selbstheilung-online', nicht mehr verfügbar sein. Daher ist der Hinweis zur Adresse im Internet:

www.selbstheilung-online.de

Wir laden Sie zur kostenfreien Mitgliedschaft ein!

2. vollständig überarbeitete Auflage 2015

ISBN 978-3-934441-58-3

© Sudden Inspiration Verlag e.K.
Wallrodaer Str. 13a
01900 Großröhrsdorf
Deutschland
T. 035952 42266
Email cr@sudden-inspiration.de
https://sudden-inspiration.de

Inhaltsverzeichnis

Vorwort zur zweiten Auflage

Es sind nun bereits sieben Jahre vergangen, dass mein Buch auf den Markt kam. Meine Erfahrungen sind interessant. Durch verschiedene Buchbesprechungen in diversen Medien habe ich einige Bücher verkauft. Als Neuautor in Zusammenarbeit mit einem kleinen unbedeutenden Verlag bekommt man wenige Chancen, im Buchhandel aufgenommen zu werden. So ist kommerziell die Angelegenheit schon zum vornherein gescheitert. Ergo beschränkte sich die Leserschaft auf kleinere geographische Gebiete und auf den Freundes- und Bekanntenkreis.

Sehr befriedigend ist jedoch die Tatsache, dass fast die Hälfte der Leser meines Buches meine Empfehlungen befolgten und angefangen haben Coral Calcium zu konsumieren. Junge Leute waren kaum dabei. Ganz einfach deshalb, weil sie noch keine körperlichen Probleme verspüren. Nur der versprochene Glaube an ein gesundes Älterwerden kann noch keine Handlung auslösen.

Das ist das große Problem des Präventionsmarketings (es ist sehr schwierig Leute zu überzeugen, etwas nicht zu tun, das sie genießen, weil es schädlich sein könnte). Es ist wie beim Rauchen: erst wenn es körperliche Anzeichen gibt, dass es schädlich ist oder man durch viele Erfahrungsberichte sensibilisiert wird, schraubt man den Konsum zurück oder hört auf.

Leuten, die bereits ein Problem in fortgeschrittenem Alter hatten, wie Gicht oder ein anderes Übersäuerungsproblem, haben durch den regelmäßigen Konsum von Coral Calcium Heilung oder mindestens gutes Wohlbefinden erlangt. Andere haben wieder aufgehört, weil sie ganz einfach nichts gespürt haben bzw. etwas anderes ausprobiert haben. Das Angebot von Drogerien und Internetplattformen ist ja enorm. Man kann ja überhaupt nichts mehr in dieser Angebotsflut bewerten und ist total überfordert.

Eine weitere faszinierende Erfahrung als Folge meiner Beschäftigung mit der Lebens- und Ernährungsweise ist, dass ich Bekannte und Freunde in ihrer Lebensweise über die letzten Jahre beobachtet habe. Da ich in einem Golfclub bin, sind viele Beispiele in dieser Umgebung entstanden aber nicht nur.

Da gibt es Kollegen die rauchen wie die Bürstenbinder und saufen wie die Kosaken seit vielen Jahren, spielen aber fast jeden Tag Golf, d.h. gehen zu Fuß fast 10 km. Ich möchte fast behaupten, dass diese Kerle ohne Golf schon lange tot sein müssten. Oft haben sie noch neue Ersatzteile wie Hüft- und/oder Knieprothesen oder sogar neue Herzklappen oder Aorta.

Dann gibt es das entgegengesetzte Spektrum, das für mich eigentlich unfassbar ist und ratlos macht. Leute, die nicht geraucht, nicht getrunken, nicht gestresst, nicht übergewichtig, nicht unsportlich (alles Risikofaktoren für degenerative Krankheiten) waren, sind frühzeitig v.a. an Krebs und/oder Herz/Kreislaufproblemen erkrankt oder gestorben.

Warum ist das so? Trotz aller Ratschläge für Ernährung und Lebensweise? Entweder sind die Ratschläge und Empfehlungen falsch oder wir verstehen den menschlichen Organismus einfach (noch) nicht. Wahrscheinlich ist es beides.

Ratgeberliteratur scheint nicht zu funktionieren. Wir werden total überschwemmt von ihr, zusätzlich zu Bücherläden nun noch übers Internet. Wir sind total überfordert.

Der menschliche Organismus ist so sehr kompliziert und komplex. Die Wechselwirkungen vieler verschiedener Stoffe können wir in Studien nie simulieren. Viele tausende biochemische Reaktionen müssen funktionieren. Da nützen Ratschläge für einzelne Faktoren nicht viel. Trotz alledem geht es darum, Störfaktoren für die Regulationsprozesse im Körper zu minimieren und ihm möglichst gute, körpergerechte Betriebsstoffe bzw. Vitalstoffe zur Verfügung zu stellen.

Last but not least habe ich durch dieses Buch Leute kennengelernt, die einige oder viele meiner darin geäußerten Ansichten teilen. So diverse Therapeuten, Naturheiler, Bioproduktеproduzenten und Vermarkter, die mein Buch und meine Empfehlungen auf ihren Plattformen aufgenommen haben. Ein besonderer Dank gebührt Herrn Walter Häge von der Selbsthilfegruppe für Komplementärmedizin (www.selbstheilung-online.de), der mich ermuntert hat, diese Zweitauflage in Auftrag zu geben.

Ruedi Buser

Wichtiger Hinweis

Sie müssen wissen, dass ich in diesem Buch alles vereinfache. Ich schreibe es nicht für die Wissenschaftler, die Forscher, die Ärzte oder die Ernährungsberater. Viele von ihnen werden meine Meinung ohnehin nicht teilen. Ich schreibe dieses Buch in einfachem Deutsch, so dass es jedermann verstehen kann.

Alles, was ich in diesem Buch sage, ist meine Meinung, sind meine Gedanken, meine Folgerungen. Ich habe sie über Jahre zusammengetragen, aus dem was ich gesehen, gelesen, gehört und vor allem selbst erfahren habe. Es wird viele Leute geben, die ganz vehement dagegen protestieren. Aber es war schon immer so, dass neue Ideen heftige Proteste von den Verteidigern der etablierten und traditionellen Werte ausgelöst haben.

Ich versuche in diesem Buch, die äußerst komplizierten biologischen Vorgänge in unserem Körper und wie wir ihn so lange als möglich gesund halten können, auf vereinfachte Weise zu beschreiben. Ich verzichte ausdrücklich auf den Versuch, ärztliche Behandlungen zu empfehlen oder gar zu verordnen. Falls Sie irgendwelche meiner Gedanken, Meinungen oder Ideen interessant oder prüfenswert finden, so unterlassen Sie es bitte nicht, einen Arzt, Apotheker oder eine entsprechende Fachperson zu befragen.

Ruedi Buser

Über den Autor

Ruedi Buser hat sich in seinem ganzen Leben mit Ernährung befasst. Über 20 Jahre hat er bei einem der größten multinationalen Lebensmittelkonzerne gearbeitet mit mehrjährigen Aufenthalten in der Schweiz, Deutschland, Spanien, USA und Mexiko. Er hat sich vor allem mit der Vermarktung von Produkten befasst, die die Gesundheit von Menschen und Tieren positiv beeinflussen. In der Schweiz war er maßgeblich am erfolgreichen Aufbau des Koch- und Küchenratgeberinstituts Betty Bossi beteiligt.

Nach dem Ende seiner Managerkarriere hat Ruedi Buser seine Leidenschaft und sein Hobby zu seinem Beruf gemacht. Er hat mehr als 10 Jahre sehr erfolgreich Rennpferde trainiert. Wie in anderen Leistungssportarten, die er selber betrieb, ist der Erfolg auch bei Pferden stark von der richtigen Ernährung als Hauptfaktor für den Aufbau eines athletischen Körpers und dessen optimaler Funktion geprägt. Dies in Ergänzung zu medizinischen Therapien.

Seine weltweite Erfahrung auf dem Gebiet der Ernährung hat ihn nun bewogen, die Probleme und Gefahren sowie die Hoffnung auf Lösungen in einem Buch aufzuzeigen.

Für Fragen, Anregungen und Kommentare besuchen Sie bitte die Internetseite www.kampf-dem-ernaehrungstod.ch.

Anmerkung

Diese Publikation hat zum Ziel, die biochemischen Einflüsse unserer Umwelt und der Ernährung auf unsere Gesundheit auf vereinfachte Weise aufzuzeigen.

Ich bin überzeugt, dass alle Zivilisationskrankheiten, insbesondere unsere wichtigsten Todesursachen wie Herz-/ Kreislaufstörungen und Krebs, vor allem eine Folge der Lebensführung, Umwelteinflüsse und Essgewohnheiten sind, d.h. das Resultat wechselseitiger Einflüsse von Natur, Umwelt und unserem eigenen Verhalten. Fehlen unseren Geweben und Zellen bestimmte Nährstoffe, dann werden sie unzureichend mit Sauerstoff versorgt und stattdessen mit Abfall- und anderen Giftstoffen 'verstopft', d.h. Gesundheit bedeutet, zur Verfügung stellen, was unsere Regulationssysteme im Gleichgewicht hält.

Wenn wir unsere zivilisierte Welt vor einer horrenden Katastrophe – dem Ernährungstod – retten wollen, so müssen wir dieses hochkomplexe System, in dem wir leben, im Gleichgewicht behalten. Es kann doch nicht sein, dass tausende von Menschen mit der Diagnose Krebs, Alzheimer, Parkinson, Aids, Diabetes usw. leidensvoll, qualvoll auf den Tod warten müssen. Ist denn das die Errungenschaft unserer Generation und vor allem die unserer Kinder? Das zu ändern und Maßnahmen ergreifen, um unser so gutes, wundervolles Leben zu einem würdevollen Ende zu führen, ist die große Herausforderung des 21. Jahrhunderts.

Supermann im Krankenhaus

Das Leben in Amerika ist angenehm, aber für unsere Gesundheit nicht unbedingt empfehlenswert.

Ende der Sechzigerjahre hatte ich als junger Bursche die Gelegenheit für zwei Jahre in New York zu leben, zu arbeiten und mich weiterzubilden. Ich glaubte, dass ein solcher Aufenthalt in Amerika viel wertvoller für mein zukünftiges Leben sei, als eine Offizierskarriere in der Schweizer Milizarmee. Die Militärausbildung war seinerzeit die ideale, traditionelle Ergänzung zu einem Studium als Grundlage für eine erfolgreiche Managerlaufbahn. Erst viel später stellte sich heraus, dass es eine ausgezeichnete Entscheidung war. Zurück in der Schweiz war ich für den Start einer Managerkarriere mit einem guten Bildung ausgestattet.

Amerika war für die Europäer das Maß aller Dinge, eine Vorzeigenation. Der Bestseller des Franzosen Jean-Jacques Servan-Schreiber *The American Challenge* erklärte sehr vehement, warum die Europäer durch eine technologische Lücke ins Hintertreffen geraten sind und wie sie sich dringend zur Wehr setzten sollten, indem sie sich auf die eigenen Stärken besinnen.

Es war die Zeit als Amerika zum globalen Rundumschlag ausholte. Die Demonstration einer Supermacht, der wirtschaftlichen und militärischen Überlegenheit war imposant. Der Reichtum, die scheinbar unbegrenzten Möglichkeiten, zum Erfolg zu kommen, der komfortable Lebensstil, die Mobilität usw. waren für die Europäer nachahmenswert. Doch eine große Ausnahme gab es: Ernährung und Essen der Amerikaner. Hamburger oder Cheeseburger mit Cola, Milch oder Longdrinks zum Essen, Ketchup auf Pommes Frites, alles wenn möglich noch in kürzester Zeit stehend herunter geschlungen, das war verachtenswert, weit entfernt von unserer europäischen Esskultur.

In diese Zeit fiel die erste Mondlandung, eine Demonstration von technischer Perfektion, von Eroberung des Weltraums. Der Vietnamkrieg, ein dreister Versuch den Kommunismus in die Schranken zu weisen. Die Vormachtstellung der Automobilindustrie. Jede Ausfallstraße jedes größeren Ballungsraums war überpflastert mit Parkplätzen voller Neuwagen von GM, Ford und Chrysler, fast alles Riesenlimousinen mit Benzin fressenden V8-Motoren.

Ein knappes Drittel eines normalen Menschenlebens später weile ich wiederum für längere Zeit in den USA, am Anfang des 21. Jahrhunderts. Vieles von dem vorhin Geschilderten hat sich verändert. Nein nicht vieles, alles!

Der Weltraum ist nicht erobert worden. Bei weiteren Flügen lediglich rund um unseren Erdball sind Menschen infolge technischen Versagens umgekommen. Der Vietnamkrieg ist schon lange beendet. Der Kommunismus ist alleine, ohne Gegenwehr zu einem Ende gekommen. Die Riesenlimousinen an den Ausfallstraßen sind von schnittigen, sparsamen Kleinmodellen mit wenig Treibstoffverbrauch ersetzt worden.

Die Hersteller sind nun vor allem Japaner. Aber etwas ist mir ganz besonders aufgefallen: an jeder Straßenkreuzung gibt es ein 'Medical Center', segmentiert nach allen Körperteilen und Organen respektive Fachrichtungen der medizinischen Fakultät. Die Ausfallstraßen der ganz großen Ballungsräume haben meilenweit Spital-Fabriken aufgestellt, ähnlich der Ausstellräume der Automobilindustrie. Wunderschöne Glaspaläste, modernste Gebäude. Auch sie sind nach dem medizinischen modernen Vokabularium geordnet. Onkologie, Urologie, Psychiatrie, Chirurgie, Dermatologie usw.

Das sind die Kundenempfangs- und Reparaturzentren des neuen, kranken Amerikas. Die Autos sind jetzt von den Japanern hergestellt, so gut, dass sie ein ganzes Leben lang nicht mehr repariert werden müssen. Der technologische Vorsprung von Amerika ist längst Vergangenheit.

Wenn ich heute in Amerika an den Strand gehe, oder ins Disneyland, oder in einen der vielen riesigen Supermärkte, dann sehe ich lauter fette Leute. Ich brauche da keine Statistik, um zu sehen, dass sich da innerhalb von nur einem Drittel Menschenleben, in ca. 30 Jahren, sehr viel verändert hat.

70% der Bevölkerung ist übergewichtig und fast 40% fettleibig! Es gibt mehr Diät- und Light-Produkte als je zuvor. Es gibt mehr Diabetes, Herzinfarkte, hoher Blutdruck, Krebs usw. als je zuvor. Mehr Medikamente werden gebraucht, mehr Fitness-Medikamenten-Werbung und Ernährungsempfehlungen werden gemacht als je zuvor.

Die Deklarationen von Gesundheits-Warnungen, Zutaten-Listen und was in einem Produkt Schädliches nicht drin hat, sprengen alle Möglichkeiten, dies auf einer normalen Packung zu tun. Also gibt es Packungsbeilagen, die niemand liest.

Vor 50 Jahren kaum gekannte Krankheiten wie Alzheimer, Parkinson, AIDS und vor allem Krebs befallen die Bevölkerung! Am Anfang des 20. Jahrhunderts wurden ca. 3% der Bevölkerung von Krebs befallen. 1950 20%. 1982 30%. Am Anfang des 21.Jahrhunderts 40% !!

Mehr als 25 Millionen Menschen sind weltweit von Alzheimer betroffen (erstmals vor 100 Jahren vom Arzt Alois Alzheimer entdeckt). Im Jahre 2050 schätzt die Uno, wird es 106 Millionen Alzheimerpatienten geben und mehr als jeder Zweite wird Krebs bekommen.

Das sind nur nackte Zahlen und keine Äußerungen über die emotionalen Leiden der Betroffenen und Angehörigen. Das ist das exponentielle Wachstum des heutigen kranken Amerikas.

Und was geschieht in Europa? Wir importieren das kranke Amerika! Nun kommt die 'American Challenge' (die amerikanische Herausforderung) in der zweiten Auflage. Der Fortschritt der Sechzigerjahre, all das Nachahmenswerte wird nun zum Bumerang.

Man kann sehr gut verstehen, dass nach dem bequemen, komfortablen Leben gestrebt wird. Das Absurdeste aber ist, dass das von Europäern verschmähte, als kulturlos, abschätzig bezeichnete Essen, Fast Food, amerikanische Ernährung mit begleitenden Süßgetränken über die letzten 30 Jahre bei uns in Europa Einzug gehalten hat. Nun sind auch bei uns in Westeuropa die Spitäler voll mit Krebs- und Herzinfarktpatienten der Cola Generation.

Es wird repariert, rausgeschnitten, 'gebypassed', chemotherapiert, radioaktiv bestrahlt, transplantiert. Die Pharmaindustrie macht große Gewinne und ist an der Börse beliebt. Die, die in den Spitälern liegen haben schon lange in sie investiert, weil sie die Branche als goldene Zukunft mit überdurchschnittlichem Umsatz und Gewinnwachstum gesehen haben – im Gegensatz zu ihrer eigenen Gesundheit. Die Gesundheitskosten platzen aus allen Nähten. Im Haushaltsbudget haben sie die Kosten für Ernährung längst überschritten. Viele können sich das Leben bald nicht mehr leisten. Wie soll das weitergehen?

Seit mehr als fünfzig Jahren wird in unserer zivilisierten Welt intensiv geforscht, vor allem zur Vermeidung unseres größten Gesundheitsproblems Krebs. Das ist eines der größten Desaster unserer Gesellschaft. Unsere Gehirne denken linear, zielgerichtet und das Wissen steigt exponentiell. Exponentielles Wachstum kann sich nicht unendlich fortsetzen, weil ihm durch verschiedenartige Einflüsse natürliche Grenzen gesetzt sind.

In der Biologie führt exponentieller Wachstum fast nie ins Unendliche, meist aber zu Chaos, Abbruch oder Zerfall. Somit hätte der Durchbruch schon lange geschehen müssen. In der Weltraumforschung ist man mit unserem exponentiell wachsenden Wissen auch bis zum Mond gekommen, vielleicht geht es mal noch bis zum Mars und das ist ein sehr sehr kleiner, ein millionenmilliardenster Teil auf dem Weg zur Eroberung des Weltalls.

Die Mediziner, Krebsforscher und Wissenschaftler aller Art stehen wichtig vor den Kameras der Gesundheitssendungen, lassen sich interviewen und prahlen mit den Fortschritten in der Bekämpfung der Krankheiten und über die Ursachen der Entstehung.

Natürlich sind die Fortschritte in den letzten 10 – 20 Jahren enorm. Auf viele Fragen hat man Antworten, jedoch keine Lösungen gefunden. Keiner gibt zu, dass der medizinische Krieg verloren ist oder verloren gegeben werden muss. Warum sollten sie auch. Wer will denn schon als Versager gelten. Es ist sehr unglücklich, aber die Realität ist, dass sie die goldenen Pillen zur Vermeidung der uns dahinraffenden Zivilisationskrankheiten höchst wahrscheinlich nie erfinden werden und wenn wir noch länger auf sie warten, wird unsere Zivilisation nicht überleben.

Warum wir krank werden

In Amerika gibt es den vulgären Ausdruck: 'screwed-up'. Er bedeutet so viel wie: vermasselt, aus dem Gleichgewicht, durcheinander, gestört, verdreht. Es ist fast unmöglich, ihn zu übersetzen. Wenn ich ihn verwende, wissen Sie, was ich meine.

In einer Fernsehtalkshow hat vor einiger Zeit der bekannte Baseler Filmemacher und mehrfacher Oscarpreisträger Arthur Cohn gesagt, der Mensch habe sowohl Wurzeln als auch Flügel. Es hat mich beeindruckt, weil auch ich meine Wurzeln in Basel habe und später in vielen Ländern und Kontinenten gelebt und gearbeitet habe.

Wurzeln heißt eigentlich, sich in der näheren Umgebung, dort wo das Leben entstand, zu ernähren, wachsen und gedeihen. Wenn man die Wurzeln verlässt, muss sich der Organismus an die neuen Verhältnisse anpassen. Je nachdem, wie weit weg er von der ursprünglichen Umgebung ist, kann er das nicht. Die Palmen gedeihen nicht in Nordeuropa, die Ahornbäume nicht am Äquator. Die Eisbären werden im Zoo in Mitteleuropa krank und den Pinguinen muss man Kühlräume einrichten, damit sie überhaupt überleben.

Wenn sich die Eskimos von Fisch ernähren und auf diese Weise alle Nährstoffe für ein gesundes Leben erhalten und kaum Krebs, Herzinfarkt und andere degenerativen Krankheiten bekommen, obwohl sie keine Äpfel, Kiwis oder Bananen haben, dann heißt das nicht, dass andere Völker auf anderen Breitengraden auch Fisch brauchen um sich gesund zu ernähren.

Wenn die mediterranen Völker Olivenöl als ihr gesundheitserhaltendes Mittel preisen, so heißt das nicht, dass Schweizer Bergbauern

Olivenöl statt Milch und Käse konsumieren müssen, um gesund zu bleiben.

Wenn die Finnen auf die kanarischen Inseln reisen oder die Kanadier von der Hudson Bay nach Acapulco in Mexiko, um dort sich prall an die Sonne zu legen, so verbrennt ihre Haut und sie laufen Gefahr, Hautkrebs zu bekommen. Das heißt aber nicht, dass Sonne Hautkrebs verursacht, denn die Haut der Finnen und Kanadier ist so eingerichtet, dass die wenige Sonne, die sie haben, in ihren Körper eindringen kann und die nötige Energie erzeugt.

Umgekehrt ist es bei der schwarzen Bevölkerung in Afrika. Ihre Haut ist so konstruiert und mit den entsprechenden Pigmenten ausgerüstet, dass sie Schutz gegen die intensive Bestrahlung bietet. Wenn diese Leute dann ihre 'Flügel benutzen' (siehe Kapitelanfang: Wurzeln und Flügel) und in die nördliche Hemisphäre kommen, dann werden sie krank, weil ihre Haut nicht genügend Sonnenlicht erhält. Zudem sind sie dann noch zu wenig der Sonne ausgesetzt – und ihr Körper ist doch für diese intensive Bestrahlung geschaffen –, weil sie in Gebäuden arbeiten, was das Problem noch verschärft. Das ist das große Gesundheitsproblem der schwarzen Bevölkerung in Amerika. Darauf werde ich in späteren Kapiteln noch zurückkommen.

In der Schweiz kenne ich eine junge Frau, die in ihrem Urlaub auf einer der karibischen Inseln ein schönes Erlebnis mit einem Eingeborenen hatte. Darauf hat sie ihn nach Europa mitgenommen und ihn geheiratet. Ein hübscher kaffeegebräunter Junge ist ein schönes Resultat dieser Liebesbeziehung. Einige Jahre später hat der Mann in der 3½ Zimmer Wohnung Probleme. Da Analphabet, hat er Schwierigkeiten, eine Beschäftigung zu finden. Für die einfachsten Arbeiten ist er zu langsam. Er wird depressiv, wird bei der Invalidenversicherung angemeldet und erhält Medikamente. Diese haben wie immer Nebenwirkungen, in diesem Fall sexuelle Unlust. Das ist ein Beispiel eines psychologischen 'screw-up'. Krank, weil er entwurzelt wurde.

Jeder Mensch hat seinen eigenen, einzigartigen Nährstoffbedarf, je nachdem wo er seine Wurzeln geschlagen hat. Aufgrund dieser individuellen genetischen Voraussetzungen funktioniert die Biochemie des Körpers bei jedem ein wenig anders. Der Nährstoffbedarf unserer Zellen ist individuell verschieden. Was für den einen ausreicht, kann für den anderen bereits zu wenig sein. Der Kalziumbedarf beispielsweise ist auch bei gesunden Menschen sehr groß. Je nachdem wie viel Fleisch bzw. Eiweiß ein Erwachsener isst, kann er mehr als das Fünffache dessen betragen, was andere essen, um bei bester Gesundheit zu bleiben.

So reizvoll und attraktiv die Flügel (Mobilität) für den Menschen auch sind und sie sind in unserer heutige modernen Gesellschaft so einfach zu montieren, so groß ist die Gefahr, dass unser Organismus die Veränderung nicht mitmacht. Vielleicht ist die Globalisierung eine große Gefahr für unsere Gesundheit.

Archäologen haben die Kulturen der vergangenen 700.000 Jahre studiert und herausgefunden, dass die früheren jagenden Völker starke Knochen hatten. Sie waren mager und im großen und Ganzen gesund, während die landwirtschaftlichen Völker vor ca. 10.000 Jahren schwache Knochen hatten und zum Kranksein neigten.

Die Ernährung war der Hauptfaktor. Die landwirtschaftlichen Kulturen konsumierten nämlich große Mengen von Kohlehydraten, die in Glucose umgewandelt werden. So muss die Bauchspeicheldrüse viel Insulin produzieren, um die Glucose den Muskeln als Glykogen zur Verfügung zu stellen. Wird diese Energie dann wegen körperlicher Inaktivität von den Muskeln nicht gebraucht, wird sie als Fett, quasi als Notvorrat, irgendwo im Gewebe gespeichert. So werden wir immer fetter.

Wegen des vielen Insulins muss der Körper auch viel Cholesterin produzieren, das ein wichtiger Bestandteil der Zellmembranen ist, um das Fett zu speichern. Das Resultat ist hoher Blutdruck, hoher Cholesterinspiegel und Übersäuerung. Die jagenden Völker hingegen ernährten sich mit viel Protein aus Fleisch und wenig Kohlehydraten und hatten somit wenig Glucose zu verarbeiten. Das Protein / Kohlehydrat (Procarb)-Verhältnis war also 1 zu 1. In unserer heutigen Gesellschaft ist das Procarb-Verhältnis gegen 1 zu 4 (ca. 15% Proteine und 60% Kohlehydrate) und das wird von den Ernährungsfachstellen so gepredigt.

Es ist dieselbe Ernährungsweise, wie sie für die Schweine- und Rindermast verwendet wird. Kein Wunder, dass Übergewicht zum großen Problem unserer Gesellschaft wird, potenziert durch den Mangel an Bewegung. Der Körper wird aus dem Gleichgewicht gebracht, die Organe Leber, Nieren, Bauchspeicheldrüse sind total überfordert.

Biologisch gesehen braucht es 10.000 Generationen um sich an eine große Änderung in der Ernährung anzupassen, das heißt von einem Procarb-Verhältnis von 1 : 1 zu 1 : 4 zu gehen. Der menschliche Körper hatte aber nur ca. 500 Generationen Zeit gehabt, um diese Veränderung zu vollziehen. Das hat offenbar nicht gereicht!

Kein Wunder, gibt es nun einen neuen Megatrend aus den USA: die Steinzeiternährung oder Paleo-Diät. Sie setzt auf eine lokale und saisonale Frischküche. Im Zentrum stehen Nüsse, Beeren, Obst, Gemüse, Salate, Knollengewächse und Fleisch, sofern es artgerecht und nachhaltig produziert und nicht verarbeitet wurde. Das gilt auch für Fisch. Paleo setzt sich ausschließlich aus Nahrungsmitteln zusammen, von denen angenommen wird, dass sie schon zu den Zeiten der Jäger und Sammler verfügbar waren, ergo kein Getreide und keine Milchprodukte. Wenn diese Art der Ernährung dann noch mit täglicher körperlicher Aktivität kombiniert wird, dann ist das Resultat sehr wahrscheinlich rank, schlank und körperlich fit.

Die Ernährung unserer Vorfahren war zudem wesentlich vitamin- und mineralstoffreicher. Sie lieferte zum Beispiel, verglichen mit unserer heutigen Ernährung, das Drei- bis Vierfache an Kalzium und Magnesium, das Sechsfache an Vitamin C und weit mehr Nahrungsfasern, Vitamin E und Zink.

Unsere ursprüngliche Ernährung enthielt über zehnmal so viel Kalium wie Natrium. Dieses Verhältnis hat sich völlig verändert: Heute essen wir viermal soviel Natrium wir Kalium. Innerhalb kürzester Zeit hat sich unsere Ernährung ungeheuer stark verändert. Wir sind nämlich von Natur aus nicht auf eine stark raffinierte, nährwertlose Ernährung mit vielen chemischen, unnatürlichen Zusatzstoffen eingerichtet.

Mit unserer modernen Lebensweise entfernen wir uns immer mehr von der Natur. Wir sind geschaffen, um zu gehen und vielleicht noch, wenn es etwas schneller gehen muss zu joggen, um uns fortzubewegen. Auto und andere Fortbewegungsmittel haben uns das weitgehend abgenommen. Stattdessen gehen wir ins Fitnessstudio und bearbeiten dort Muskeln, die wir gar nicht brauchen bzw. wir bearbeiten sie, oft ohne fachliche Anleitung, in nur einer Richtung ohne sie in der Gegenrichtung zu dehnen. Absolut unnatürlich.

Dann sind wir, bedingt durch unsere heutigen modernen Arbeitsbedingungen, mehr drinnen als draußen statt umgekehrt. Viel Sonne und frische Luft sind aber neben der Ernährung die wichtigsten Faktoren für die Gesunderhaltung unseres Körpers und Geistes, wie wir noch sehen werden.

Soviel zum geographischen und kulturellen 'screw-up', der unsere natürlichen Vorgänge in unserem Körper durcheinander bringt. Darum werden wir krank. Und warum sonst noch? Weil wir uns vergiften. Gift gelangt über das ganze Leben, langsam verteilt, Milligramm für Milligramm in unseren Körper. Die Kumulation von kleinsten Mengen von Giftstoffen, die alle in diesen scheinbar unbedenklichen Mengen pro Konsumeinheit von den Gesundheitsbehörden erlaubt sind, führt zum 'screw-up' in unserm Körper und schwächt unser Immunsystem.

Das Problem unserer Gesellschaft ist, dass wir nicht wissen, was Gift ist und auf welche Weise es in unseren Körper reinkommt. Es ist praktisch in allem, was wir essen vorhanden. Aber das meiste und größte Gift, das wir zu uns nehmen, ist in Form von rezept- und nicht rezeptpflichtigen Medikamenten.

Wahrscheinlich ist die Menge an Medikamenten, die ein Mensch zu sich nimmt, der Hauptgrund, warum er krank wird. Statistiken beweisen dies. Alle Medikamente haben Nebenwirkungen. Haben sie schon einmal eine Packungsbeilage gelesen, auf der keine Nebenwirkungen angegeben sind? Wenn sie ein Medikament nehmen, um ein Symptom zu bekämpfen, dann wird sich in ihrem Körper ein anderes Problem zu entwickeln beginnen.

Selbst wenn sie das Medikament absetzen, so ist der Prozess von Nebenwirkungen bereits eingeleitet. Sie müssen zum Arzt gehen, der ihnen ein neues Medikament verschreibt, um diese neuen Probleme zu bekämpfen. Und dieses hat wieder neue Nebenwirkungen, und so weiter und so fort. Der totale 'screw-up' ihres Körpers ist eingeleitet. Zumindest werden wir heute auf Packungsbeilagen gewarnt. 1954 war das noch nicht so, als Contergan, ein oft von Ärzten verschriebenes Beruhigungs- und Schlafmittel, zu schweren Missbildungen, wie verstümmelte Arme, führte.

Medikamente unterdrücken meist nur die Symptome. Sie behandeln die Ursachen nicht. Die Pharmaindustrie freut es. Wenn Ihr Arzt Ihnen ein Medikament verschreibt, dann setzt er einen fatalen Prozess in Gang. Er tut nur das, was ihm die Pharmaindustrie vorschreibt. Er ist nur ihr verlängerter Arm. Sie nehmen ein Medikament, um ein Symptom zu bekämpfen, dann ist die Chance groß, dass Sie Nebenwirkungen haben und ein nächstes brauchen, um diese wiederum zu stoppen und ein nächstes, und ein nächstes und so werden Sie immer kränker. Es ist recht schwierig zu glauben, dass Medikamente Giftstoffe sind, doch wenn man bedenkt, was geschieht, wenn sie dreißig Einheiten aufs Mal nehmen, dann ist es logisch. Sie sterben. Das wird ihnen nicht passieren wenn sie dreißig Äpfel essen. Sie sind wohl satt, aber sie werden nicht sterben.

Medikamente haben nicht nur Nebenwirkungen sondern oft auch fatale Wechselwirkungen. Antibiotika zum Beispiel können lebensrettend sein. Aber sie stören sowohl den Vitaminhaushalt als auch die Verwertung von Mineralien aus der Nahrung empfindlich. Sie können freundliche, für die Darmfunktion wichtige Bakterien abtöten und damit dem Wachstum unfreundlicher Bakterien vollen Lauf lassen.

Appetitzügler können auf die Dauer zu Nerven- und Gehirnschäden führen. Sie lassen den Vitamin-C-Spiegel steil abfallen, was die Abwehrkräfte schwächt und sich negativ auf den Fettstoffwechsel auswirkt. Abführmittel sind ganz gefährlich, denn sie entziehen dem Körper lebenswichtige Mineralien. Mit weiteren Beispielen wie Cortison, Antazidas (Entsäuerungsmittel), Diuretikas (Entwässerungsmittel), Lipidsenkern usw. könnte man Seiten füllen.

Das Absurde in unserem System ist, dass die Industrie, die sich preist, Krankheiten zu vermeiden und zu heilen, mehr Krankheiten verursacht. Wussten Sie, dass jedes Jahr 250.000 Amerikaner an den Folgen von Medikamenteneinnahme sterben? Allein 2.000 wegen des so harmlosen Aspirins.

Meine Mutter ist an Magen/Darmblutung gestorben. Nach Ansicht des Arztes als Folge der Nebenwirkungen von jahrelangem Aspirinkonsum, das ihr zur Vorbeugung von Herzrhythmusstörungen empfohlen wurde. Medikamente sind nicht die Antwort, um Krankheiten zu vermeiden oder zu heilen, sondern sie sind der Grund dafür. Selbst wenn sie eine Krankheit nicht direkt verursachen, so bringen sie doch den Körper aus dem Gleichgewicht und schwächen das Immunsystem.

Der Körper 'entwickelt' eine Krankheit, weil er aus dem Gleichgewicht ist, d. h. weil er nicht richtig funktioniert. In diese Kategorie gehören die Volkskiller Herz-Kreislaufkrankheiten und Krebs, sowie

Fettleibigkeit, Diabetes, Arthritis, Alzheimer und was es sonst noch alles an lebensqualitätsvermindernden Krankheiten gibt.

Oder der Körper 'fängt' eine Krankheit auf, einen 'Keim' zum Beispiel ein Virus oder ein Bakterium. Es ist eigentlich logisch, dass man einen Virus von jemandem auffängt. Hier hört die medizinische Wissenschaft aber auf, denn sie beschränkt sich darauf, den Virus zu bekämpfen. Wir alle sind täglich Viren oder Bakterien ausgesetzt. Wenn eine Person in ihrem Büro die Grippe hat, dann sind alle anderen rund herum diesem Grippevirus ausgesetzt. Die Frage ist nicht, ob Sie die Grippe bekommen, sondern warum gewisse Leute dem Virus unterliegen und krank werden und andere nicht.

Während eines Lebens bombardieren uns Millionen von Viren und Bakterien. Das ist ganz normal. Warum aber funktioniert nicht jeder Körper wie er funktionieren sollte, nämlich mit der Abwehr und Bekämpfung von Viren und Bakterien? Wenn ihr Körper im Gleichgewicht ist und ein starkes Immunsystem aufweist, dann werden Sie ihr ganzes Leben nie wegen eines Virus oder wegen Bakterien krank werden.

Tiere in freier Natur machen keine Fitness-Übungen und haben keine Gewichtsprobleme. Sie erhalten keine Medikamente, ihr ganzes Leben lang. Wir reden nicht von Haustieren, diese haben dieselben Probleme wie wir Menschen, weil sie auf dieselbe Art ernährt und gehalten werden. Ich rede von Schimpansen und Gorillas, die unserem menschlichen Wesen sehr nahe stehen. Die verlieren ihre Zähne nicht, sie haben keine Arthritis und schon gar nicht Krebs, kein Asthma, keine Allergien. Sie brauchen kein Insulin und sind nicht verstopft und sie sterben eines natürlichen Todes ca. 180 Jahre alt, umgerechnet auf menschliche Verhältnisse. Sie gehen durch ihr ganzes Leben ohne Medikamente und von Menschen gefertigte Nahrungsmittel.

Nun wieder zurück zur Frage, was denn das Ungleichgewicht im Körper verursacht. Wenn man im Laufe eines Lebens mehr als fünfzig Tonnen Lebensmittel zu sich nimmt, so sollte man doch vor allem darauf achten, dass sie uns nicht vergiften und krank machen. Bei dieser Menge ist das Risiko jedoch enorm groß. Es sind über hunderttausend künstlich hergestellte Stoffe auf dem Markt, die in irgendwelchen Lebensmitteln, Kosmetika und anderen Konsumgütern eingesetzt werden. Die Wirkung auf den menschlichen Organismus ist nur von ganz wenigen bekannt. Untersuchungen und Studien beziehen sich fast immer nur auf einen einzelnen Stoff und nicht in Kombination mit anderen.

In unserer überfressenen, zivilisierten Welt in Amerika und Europa ist praktisch alles, was man in den Mund steckt, giftig oder enthält Giftstoffe. Fast alles, was von Menschen gemacht wurde ist giftig. Das heißt nicht, dass alles was natürlich ist, nicht giftig ist. „Nichts ist Gift und alles ist Gift; die richtige Dosis unterscheidet das Gift vom Heilmittel.“ hat der Arzt Paracelsus schon im 16. Jahrhundert gesagt. Es gibt Pflanzen, die giftig sind und uns töten können. Aber fast alles, das von Menschen gemacht wird, ist Gift und heute stopfen wir mehr Gift in unseren Körper als je zuvor.

Praktisch alles was wir in unseren Mund stecken enthält Pestizide, Herbizide, Antibiotika, Wachstumshormone oder chemische Zusatzstoffe und neu auch genetisch verändertes Material. Selbst mit einem so einfachen Apfel nehmen sie schädliche Chemikalien auf, die zum Schutz des Apfels beim Wachstum verwendet wurden.

Früchte, Gemüse, Getreide, Nüsse und Samen sind mit hochgiftigen, chemischen Düngemittel, Insekten- und Unkrautvernichtern kultiviert worden. Denken Sie nur an DDT, für dessen Erfindung Paul Müller vor nur ca. 50 Jahren den Nobelpreis erhalten hat. Gepriesen als Wunder, ein Insektenvernichtungsmittel, das unseren pflanzlichen Anbau vor den gewaltigen Schäden der Natur schützen sollte.

Nur einen Drittel einer Menschengeneration später wurde es verboten, weil es anscheinend Krebs verursacht hat. Und wie sieht es mit den heutigen Schädlingsbekämpfungsmitteln aus? Oft sind diese genetisch verändert worden, was sie in giftige Materialien verwandeln kann. Selbst mit frischem Gemüse und Obst nimmt man so kleine Mengen von Giftstoffen zu sich.

Pestizide nennt man in der deutschen Bezeichnung 'Pflanzenschutzmittel'. Das klingt wesentlich freundlicher und beschreibt keinen anderen Zweck als den, die vom Menschen angebauten Nutzpflanzen vor Krankheiten und Befall zu bewahren.

Wie man es jedoch auch immer benennt, es ist Gift, das eingesetzt wird, um die auf Discountpreise ausgerichtete landwirtschaftliche Großproduktion zu ermöglichen. Allein in Deutschland wurden anfangs 21. Jahrhundert über 35.000 Tonnen Pflanzenschutzmittel (Herbizide [Unkrautbekämpfungsmittel], Fungizide [Pilzbekämpfungsmittel], Insektizide, Akarizide [Mittel zur Bekämpfung von Milben und Zecken]) eingesetzt. Das ist fast Doppelt so viel wie 15 Jahre zuvor. Irgendwo muss sich ja diese Menge befinden. Sie verschwindet doch nicht einfach von unserem Planeten. Ja, in den Lebensmitteln in kleinsten von den Behörden und Gesundheitsämtern tolerierten Mengen, aber auch im Trinkwasser, von dem wir ja jeden Tag, gemäß den vielen Ernährungsempfehlungen mindestens 2 Liter trinken sollten.

Neben Nitrat, das durch Überdüngung ins Wasser gelangt, bedrohen Pestizide die Wasserqualität und sind teils in Mengen zu finden, die über den Grenzwerten liegen. Grenzwerte, die übrigens nur selten überschritten werden, wiegen den Konsumenten in Sicherheit. Das ist doch ein Spiel mit vielen kleinen Zahlen. Wenn wir auch nur so kleine zugelassene Mengen täglich konsumieren, so kumuliert sich das im Laufe eines Lebens zu einer großen gefährlichen Giftmenge.

Pestizide wirken langsam und zeitversetzt. Sie sind ein akutes Gesundheitsrisiko. Sie wirken giftig auf unseren Organismus, können die Zellteilung stören, das Erbgut verändern, die Krebsentstehung vorantreiben, das Immunsystem schädigen, Allergien auslösen.

Wie die Bauern und andere Lebensmittelproduzenten muss die Fleischindustrie viel, möglichst schnell und billig herstellen und zu einem Preis verkaufen, der ein möglichst gutes Einkommen garantiert. Ich möchte nicht verschweigen, dass es nun Gegentrends gibt und sich Konsumentenorganisationen und Großhändler dagegen zu wehren beginnen.

Früher in Amerika und heute noch in vielen anderen Produktionsländern wird Fleisch so produziert: Hormone werden eingesetzt, um das Wachstum des Tieres zu beschleunigen (was wahrscheinlich viel zum Übergewicht und früher Pubertät unserer Kinder beigetragen hat!), Antibiotika, um das Tier in misslichen sanitären aber wirtschaftlich guten Bedingungen gesund zu halten; mit unnatürlichem Futter aufgezogen, das nicht nur mehr Chemikalien ins Fleisch pumpt, sondern auch den ganzen Körper des Tieres aus dem Gleichgewicht bringt und das Problem auf den Menschen überträgt, der das Fleisch konsumiert.

Bei Fisch ist es genau gleich. Also kein 'man-made' (gezüchteter) Fisch sondern nur 'wilder', was ja heute auch klar beschriftet angeboten wird. Aber ganz sicher ist man auch da nicht, weil viele Flüsse, Seen und Meeresteile mit Gift-, Abfallstoffen und Chemikalien verschmutzt sein können.

Alles wird durcheinander gebracht. Da die Nachfrage nach Fisch steigt, geraten die frei lebenden Meerestiere entsprechend unter Druck. Man versucht den Bedarf aus Fischzuchten zu decken. Doch was als die Wildbestände schonendes Verfahren erscheint, wird indirekt zur tödlichen Gefahr. Denn in den an der Meeresküste hinter Netzen etablierten Farmen wachsen nicht nur Lachse sondern sie sind auch Brutstätte von vielen kleinen Ruderfüßlern (Meeresläusen), die zur tödlichen Gefahr für die Fische werden.

Und weiter geht's mit der Milchindustrie. Durch Pasteurisierung und Homogenisierung werden Milchprodukte gesundheitlich zwar bedenkenlos, jedoch auch denaturiert. Pasteurisieren heißt hohes Erhitzen und Abtöten vieler Bakterien. Es tötet aber auch die lebenden Enzyme in der Milch ab und machen sie deshalb viel schwieriger zu verdauen. Die Milch wird damit zu einem unnatürlichen Produkt.

Noch schlimmer und gefährlicher, aber in der heutigen Gesellschaft unerlässlich, ist die Homogenisierung. Erinnern Sie sich an den Milchmann? Warum hatten wir einen Milchmann, der jeden Tag vor unserer Türe Milch lieferte? Weil die Milch innerhalb kurzer Zeit schlecht, bzw. sauer wurde.

Das Verteilungssystem war zu teuer, ergo hat die Industrie die Milch haltbar gemacht. Ich bin nicht sicher, ob die folgende Hypothese wissenschaftlich standhält, doch scheint sie mir recht einleuchtend: der Prozess der Homogenisierung dreht die Milch mit großer Geschwindigkeit, so dass sich die Rahm und Milchmoleküle nicht mehr separieren, so wie es bei der Milch beim Milchmann war. Zudem sind, wie bei der Pasteurisierung, alle Bakterien durch die hohe Erhitzung abgetötet. Die Molekülgruppen sind so klein, dass sie das Verdauungssystem verstopfen und das Verdauen von Nahrung erschweren. Verstopfung, Darmprobleme und Übergewicht können die Folge sein. Es könnte zudem sein, dass diese Mikromoleküle die Arterien vernarben, so dass sich das LDL Cholesterin an den Arterienwänden leichter festsetzen kann, was das Problem der Arteriosklerose und somit des Herzinfarktes sind.

Und zu guter Letzt springt die Milchindustrie noch auf den Erfolgszug 'bio' auf und Zertifizierungsinstitute erlauben für ein total denaturiertes Produkt wie UTL Milch, das Biolabel zu verwenden. In weiteren Kapiteln werde ich über Milch und deren natürlichen Vorzüge berichten. Aber alle diese Versuche und nachgewiesenen positiven Einflüssen sind mit natürlicher, nicht pasteurisierter oder homogenisierter Milch gemacht worden. Rohmilch in Maßen mag ja für einen gesunden Menschen ein gutes Lebensmittel sein.

Ich habe gesagt, ich sei nicht sicher. Es gibt den Ausdruck 'wissenschaftlicher Beweis', was einer der größten Täuschungen aller Zeiten ist. Dieser Ausdruck ist gekauft und produziert von den Firmen, die davon profitieren. Kaum ein Individuum oder unbeeinflusster Dritter wird sich diesen Ausdruck zu eigen machen. Wenn dieser Ausdruck so genau ist, warum werden dann die Folgerungen und Resultate immer wieder angezweifelt und neue Forschungen in Auftrag gegeben?

'Wissenschaftlicher Beweis' heißt, dass etwas wahr ist. Dies ist eine falsche Wahrnehmung. Jeden Tag hören wir, dass neue Forschung beweisen soll, dass die alte falsch ist. Es geht immer mehr darum, neu aufgestellte Hypothesen verwerfen zu können. So wird der 'wissenschaftliche Beweis' überall und immer wieder herangezogen, um eine Meinung zu verkaufen oder zu beweisen. So werden Sie immer wieder getäuscht. Die Wahrheit ist, dass niemand wirklich weiß, warum die Leute so krank werden. Wir können nur vermuten, raten und unsere eigenen Theorien, Vermutungen und Folgerungen ausdrücken.

Dazu habe ich noch eine dicke Geschichte aus der Speiseölindustrie, für die ich den größten Teil meines Lebens gearbeitet habe. Sonnenblumenöl war außer ein paar Spezialölen das absolut Gesündeste, was man vom Grundnahrungsmittel Öl konsumieren konnte. Verschiedenste Studien hatten bewiesen, dass der hohe Gehalt an mehrfach ungesättigter Linolsäure den Cholesterinspiegel senkt und somit das Risiko für einen Herzinfarkt entscheidend vermindert.

Diese Theorie wurde von der Weltgesundheitsorganisation WHO in allen ihren Berichten unmissverständlich unterstützt. Die Speiseölindustrie rührte die Werbetrommel in ganz Europa mit dem Versprechen, dass damit die wichtigste Todesursache in unserer westlichen Welt bekämpft werden könne. Margarinen aus Sonnenblumenöl waren im Sog dieser Botschaft ein Erfolgsprodukt im Kampf gegen die natürliche Butter, die leider keine dieser cholesterinsenkenden Linolsäuren besitzt.

Nicht einmal 15 Jahre später höre ich eine ganz neue Geschichte über Sonnenblumenöl. Der einseitig hohe Anteil an Linolsäure gelte als nicht sehr gesund, sondern fördere Entzündungsprozesse und somit die Arteriosklerose, die ja bekanntlich eine Vorstufe zum fatalen Herzinfarkt sein kann. Wie ist es um Himmelswillen möglich, dass in derart kurzer Zeit, nicht nur ein wissenschaftlicher Beweis als ungültig erklärt wird, sondern sich sogar ins Gegenteil wandelt?

Möglich ist, dass die seinerzeitigen Studien von der Industrie so angelegt wurden, dass sie ihre Interessen belegen, so wie das oft in der Pharmaindustrie mit neuen Medikamenten geschieht. Oder, die Wissenschaft wird ständig von sich selber eingeholt. Sie trägt absolut keine Verantwortung für das, was sie an Studien und Theorien veröffentlicht und den Menschen empfiehlt. Wenn ihre neueste Theorie bezüglich Sonnenblumenöl stimmt, dann sind die Millionen von Konsumenten, die es ihr ganzes Leben konsumiert haben, gesundheitlich im höchsten Masse gefährdet. Es grenzt an ein Verbrechen. Dann müsste auf Sonnenblumenöl, ähnlich wie bei Zigaretten, auch eine Gesundheitswarnung aufgedruckt werden wie: „Sonnenblumenöl kann ihre Gesundheit gefährden“ oder sogar: „Der Konsum von Sonnenblumenöl ist tödlich.“

Was stecken wir denn sonst noch alles in unseren Mund, das uns vergiftet und unseren Organismus durcheinander bringt? Wenn Lebensmittel in einer Schachtel, in einer Dose, in einem Glas oder in sonst einer neuartigen Verpackung angeboten werden, dann heißt das, dass sie von Menschen und von geldgierigen Nahrungsmittelunternehmen verarbeitet worden sind. Ich habe mehr als zwanzig Jahre in verschiedenen Länder dieser Welt für ein profitsüchtiges Nahrungsmittelunternehmen gearbeitet und weiß wovon ich rede.

Die Nahrungsmittelindustrie verwendet hunderte von chemischen Zutaten. In der Vergangenheit mussten viele davon gar nicht deklariert werden und gegen jede neue Verschärfung der Deklarationsvorschriften ist protestiert worden. Man hat sich dank Lobbying und 'gute' Behandlung von Politikern immer wieder wehren können und auch heute sind Etiketten nicht total transparent.

Zusatzstoffe sind oft unnatürlich und giftig, wenn sie auch nur in kleinsten tolerierten Mengen über längere Zeit eingenommen werden. Sie beeinflussen unser Immunsystem negativ und machen uns anfälliger für alle Arten von Krankheiten. Sie drehen unsere Körperflüssigkeiten von einem positiven neutralen Zustand in einen sauren, was ein idealer Nährboden für alle Arten von lebensbedrohenden Krankheiten wie Krebs, Arteriosklerose, Diabetes, Allergien usw. usw. Ist.

Chemische Zusatzstoffe sind nicht nur giftig sondern sie zerstören auch viel Nährwert in den Lebensmitteln und sie blocken die Aufnahme von wichtigen Nährstoffen. Ein wahrer Teufelskreis: Nährstoffmangel führt zu Ungleichgewicht im Körper, was wiederum das Immunsystem schwächt und sie für Viren und Bakterien, die Krankheiten erzeugen, aufnahmefähiger macht.

Auch die Liste der Zusatzstoffe, die in der EU jetzt wieder neu zugelassen werden, enthält zum Entsetzen der Verbraucher nicht nur etliche neue, noch relativ wenig geprüfte Stoffe – fast 80 an der Zahl –, sondern sogar solche, die bisher bei uns längst verboten bzw. eingeschränkt waren, darunter – man glaubt es nicht – solche die sich in Tierversuchen als krebserregend erwiesen haben.

Womit können wir uns sonst noch vergiften mit dem was durch unseren Mund in unseren Organismus gerät? Mengenmäßig das Wichtigste und Lebensnotwendigste ist wohl das Wasser. Viele Leute sind dehydriert (ausgetrocknet), weil sie nicht genügend Wasser zu sich nehmen.

Dehydration bedeutet ganz einfach, dass die Körperzellen nicht genügend Flüssigkeit haben, was allerhand medizinische Probleme zur Folge haben kann. Wasser hat unter anderem die Aufgabe, Gift- und Abfallstoffe aus unserem Körper und Zellen auszuschwemmen. Zellen können im Labor ewig leben, solange die Flüssigkeit in der die Zelle lebt konstant gereinigt und ausgetauscht wird. Erstaunlich wenn man bedenkt, dass eine Zelle nicht alt wird, wenn sie ständig von den Abfallstoffen und Giften befreit wird. Darum ist es so wichtig, dass so wenig wie möglich Gift aufgenommen wird.

Je nach Land und Region ist unser Trinkwasser von sehr unterschiedlicher Qualität. In unserer zivilisierten Welt wird öffentliches Trinkwasser zum größten Teil aus Grundwasser gewonnen. Dieses Wasser, das oft mit Pestiziden verunreinigt ist, findet dann wieder in der Produktion von Lebensmitteln und in der Landwirtschaft Anwendung und hinterlässt diese Giftstoffe dort in den Produkten.

Praktisch überall wird Trinkwasser aus Sicherheitsgründen mit Chlor oder Chlordioxid desinfiziert. Desinfizieren heißt lebende Organismen abtöten. Wir Menschen sind doch auch lebende Organismen! Wir konsumieren Chlor ja nur in kleinsten Mengen, sagen die Wissenschaftler, aber es ist trotzdem ein hochgiftiger chemischer Stoff, der nicht in unseren Körper gehört.

Bei dieser Menge von Wasser, das wir über ein ganzes Leben konsumieren, werden auch diese täglichen Kleinstmengen zu einer gefährlichen Dosis. Zur Verwendung von Chlordioxid sagt das chemische Lexikon, dass es ein freies Radikal sei, das sein ungepaartes Elektron leicht auf DNS überträgt und so den Zelltod auslöst. Darauf scheint die starke Desinfektionswirkung zu beruhen.

Mit Chlorgas ist nicht zu spaßen. Es wurde im ersten Weltkrieg als Kampfstoff mit dem Resultat vieler Toter und zahlreichen, teilweise lebenslang geschädigten Soldaten eingesetzt. Trotzdem war es in unseren Bäderlandschaften bis vor wenigen Jahren das mit Abstand am weitesten verbreitete Desinfektionsmittel. Dieser Boom erlebte das in Druckflaschen transportierte Chlor dank der effizienten Vernichtung von Keimen und den geringen Beschaffungskosten.

Viele Giftstoffe würden wir nie essen, aber sie gelangen trotzdem in unseren Körper, nämlich über unsere Haut oder durch die Nase. Da unsere Haut eines der größten Organe ist (sie misst beim erwachsenen Menschen 1.6 bis 1.8 qm), könnte es sehr wohl sein, dass wir mit einer Dusche mit unserem Haushaltswasser mehr Gift aufnehmen, als wenn wir fünf Gläser davon trinken.

Die Giftstoffe im Wasser sind vielfach flüchtig und werden durch den Dampf in der Dusche in giftiges Gas umgewandelt und vom Duschenden inhaliert (zum Beispiel Chlor). So verwandelt sich die wohltuende Dusche praktisch in eine kleine Gaskammer. Dampfbäder, Jacuzies und Swimming Pools werden zu Orten, wo man beträchtliche Mengen von Giftstoffen einatmet. Und das Paradoxe ist, dass diese Plätze in der Volksmeinung zu den gesündesten gehören.

Vieles, was auf man auf die Haut schmiert, wird aufgenommen, gelangt in unseren Körper und schlussendlich in unser Blutsystem. Sogar die Wissenschaft gibt das zu. Die Gesundheitsbehörden definieren Chemikalien, die nur für den externen Gebrauch verwendet werden dürfen. Diese sind giftig und dürfen nicht eingenommen werden, da sie sogar töten können.

Aber denken Sie daran: was sie auf die Haut auftragen, endet in ihrem Körper. Verstehen Sie das Problem? Wir tragen Lotionen, Hautweichmacher, Sonnenschutzmittel, Kosmetik, Shampoo usw. auf unsere Haut auf. Praktisch alle diese Dinge enthalten Bestandteile, die von den Gesundheitsbehörden als so giftig und tödlich bezeichnet werden, dass sie niemals eingenommen werden dürfen.

Ich habe von einer Schweizer Studie gehört, deren Schlussfolgerung es war, dass fünf der am meisten gebrauchten Inhaltsstoffe in Sonnenschutzmitteln Krebs verursachen können. Ist es wirklich die Sonne, die Hautkrebs verursacht oder vielleicht eher die Sonnencreme?

Deodorants und Anti-Schweißmittel enthalten giftige Chemikalien. Unter den Armen aufgetragen, werden sie vom Lymphsystem aufgenommen und in den Brustbereich transportiert. Es ist gut möglich, dass solche Produkte Knoten im Brustbereich und bei Frauen sogar

Brustkrebs verursachen können. Auf jeden Fall habe ich in meiner Familie klare Anzeichen dafür. Wenn man etwas nicht essen kann, sollte man es auch nicht auf die Haut streichen!

Wir wissen, dass die meisten Städte und industrialisierte Gegenden verunreinigte Luft haben. Das besorgt unsere Gesellschaft enorm, denn wir wissen, dass die gute Luft mit dem darin enthaltenen Sauerstoff der wichtigste Nährstoff unseres Körpers ist. Wir können viele Wochen ohne feste Nahrung und einige Tage ohne Wasser leben aber nur einige wenige Minuten ohne Luft.

Wir versuchen das Beste, innerhalb der von uns bevorzugten Lebensweise den Schaden in Grenzen zu halten. Und was machen wir zu Hause? Wir verwenden Lufterfrischer. Das ist etwas vom Schlimmsten. Die von den Behörden erlaubte Produktbezeichnung ist bereits irreführend, denn sie kommuniziert, dass das Produkt die Luft 'erfrischt'.

Diese Produkte enthalten tödliche, giftige Chemikalien. Auf der Packung sind sie als 'geruchsneutralisierende Wirkstoffe' deklariert. Sie eliminieren Gerüche indem sie ein tödliches Gift in den Raum sprayen. Diese Chemikalien töten die Rezeptoren in Ihrer Nase ab, so dass Sie den unangenehmen Geschmack nicht mehr wahrnehmen können. Sie eliminieren die schlechten Gerüche nicht, sondern Ihre Fähigkeit sie zu riechen!

Für den 'screw-up' der Natur gibt es noch einige große Zeitbomben. Zurzeit sind sie noch in der Testphase. Die Wissenschaft versucht krampfhaft, die möglichen Auswirkungen in den Griff zu bekommen. Die Politiker versuchen verzweifelt, Rahmenbedingen festzulegen und den Fortschritt zu kontrollieren. Wir laufen Gefahr, dass exponentieller Fortschritt in der Wissenschaft und Forschung die Natur aus dem Gleichgewicht bringt und sie zerstört, weil wir die Kontrolle verlieren. In der Natur führen exponentielle Entwicklungen oft zum Chaos, Zerfall, Zerstörung oder zu unkontrolliertem Wachstum bzw.

Wucherungen wie zum Beispiel Krebs. Das zu Nutze machen der Kernenergie hat uns in den letzten Jahrzehnten bereits einige praktische Beispiele dafür geliefert. Die neuen großen Gefahrenherde, die unsere Natur aus dem Gleichgewicht bringen wird, sind Gentechnologie und elektromagnetische Felder. Sie sind bereits in der Phase des unkontrollierbaren Fortschritts.

Die über gentechnologische Verfahren kreierten Nahrungsmittel, die in ihren Ausgangsstoffen so nicht von der Natur vorgesehen sind, stellen eine riesige Gefahr für Umwelt und Gesundheit dar. Sich selbständig machende neuartige genetische Konstellationen bedrohen das menschliche Leben, indem sie dessen Erbsubstanz verändern.

Seit Jahrtausenden hat sich unser Organismus auf hochwirksame, komplizierte Regelmechanismen eingestellt, deren Bausteine von der Natur geliefert wurden. Und nun funkt die Wissenschaft und Industrie dazwischen. Der über zigtausend Generationen eingespielte Mechanismus soll nun mit der von ihnen veränderten Bedingungen in nur drei bis vier Generationen umfunktioniert werden.

Längst hat die Gentechnik Einzug in die Lebensmittelverarbeitung gehalten. Obwohl sich einige Produzenten vehement dagegen wehren, genveränderte Rohstoffe einzusetzen, sind sie bei Zusatzstoffen, Aromen, Vitaminen oder Verarbeitungshilfsmitteln machtlos. So müssen wir damit rechnen, dass bald alle industriell hergestellten Lebensmittel gentechnisch veränderte Komponenten beinhalten. Kein Mensch weiß aber, wie unser Körper darauf auf Dauer reagieren wird.

Dasselbe kann für die exponentiell wachsende Zunahme der elektromagnetischen Strahlen gesagt werden. Es ist unsichtbare Energie, die aus allen Richtungen auf unseren Körper prallt oder ihn durchdringt. Es ist doch ziemlich unheimlich, wenn man bedenkt, dass zum Beispiel ein Satellit aus hunderten von Kilometern Entfernung vierundzwanzig Stunden pro Tag, sieben Tage pro Woche elektromagnetische Energie auf uns runterprasselt. Diese Energie ist unsichtbar, hat die Fähigkeit fast jedes Material zu durchdringen und enthält so viel Informationen, dass ein Empfänger daraus ein Musikorchester oder ein Fernsehbild machen kann.

Unsere gesamte Umgebung drinnen, draußen, zu Hause, am Arbeitsplatz, im Auto, im Flugzeug ist voller Geräte und Leitungen, die ein elektromagnetisches Umfeld erzeugen: Satelliten, Radar, Hochspannungsleitungen, Handys, TV, Video, Stereo, Radiowecker, Mikrowellenofen, elektrischer Wäschetrockner, Computer und alle Kabel und Leitungen, die man braucht, damit sie funktionieren. All dies kann das natürliche uns umgebende erdmagnetische Umfeld empfindlich stören.

Elektromagnetische Felder haben bewiesenermaßen einen Einfluss auf biochemische Reaktionen in unserem Körper. Sie sind ein Beispiel von unsichtbaren Nährstoffen. Wenn die natürlichen Strahlen durch all unsere Geräte und Einrichtungen gestört oder aus dem Gleichgewicht gebracht werden, so kann das auch die Biochemie in unserem Körper verändern. In einer Studie in einer schweizer Gemeinde mit einer riesigen Starkstromleitung sind auffallend viele Fälle von Krebs, Hirntumoren und Leukämie festgestellt worden.

Die EU-Umweltagentur warnt, dass bereits die jetzigen Grenzwerte für Mobilfunkstrahlungen die Zellprozesse und den Signalaustausch zwischen den Zellen störten. Sie führe auch unterhalb der geltenden Grenzwerte zu erhöhtem Krebsrisiko, Stress und anderen Gesundheitsschädigungen bis hin zu Alzheimer. Die Erforschung des Themas wird uns noch lange beschäftigen. Therapeuten auf diesem Gebiet werden sich mit Schulmedizinern über Nutzen und Wirkung streiten und viele von ihnen werden bereits heute als Quacksalber oder Scharlatane bezeichnet.

Diese Zeitbomben haben ein unfassbares Potential, uns krank zu machen ja sogar zu zerstören, falls wir sie nicht in den Griff bekommen. Zurzeit hinken Politiker und Gesetzgeber der technischen Entwicklung der Forscher und der Industrie hinten nach. Mit Aufschub und Entwicklungsstopps wird die Zündschnur genässt und damit die

Explosion auf unbestimmte Zeit verschoben. Und wer unternimmt etwas dagegen? Es sind Minderheiten, Umweltorganisationen und andere nicht gewinnorientierte Organisationen, die aber gegenüber von Wirtschaft und von ihren gestützten Regierungen keine Macht haben.

Die meist gebrandmarkte Ursache für das Entstehen von Krankheiten ist wohl neben dem Rauchen der Stress. Ich kenne keine Liste von Risikofaktoren für unsere großen Zivilisationskrankheiten, in der er nicht erwähnt wird. Sicher sehr zu Recht. Stress ist medizinisch wohl einer der schwierigsten zu erfassenden Faktoren. Stress ist der stille Killer, für den es viele verschiedene Definitionen gibt.

Vereinfacht gesagt ist Stress negative Energie, die sich in verschiedenen Teilen des Körpers einnisten kann, was Muskeln verspannt und verkrampft und so den Körper sauer macht. Wenn Körperflüssigkeiten vom natürlichen basischen Status in sauren übergehen, wird das zum idealen Nährboden für jegliche Art von Krankheiten.

Stress unterdrückt unser Immunsystem, macht uns schwächer und deshalb aufnahmefähiger für Infektionen, Bakterien und Viren. Ein schwaches Immunsystem kann sich gegen diese Eindringlinge nicht genügend wehren.

Alles klar, warum wir krank werden? Wir werden krank, weil unser natürliches, ausgewogenes Biosystem durch unnatürliche, dem Körper fremde Substanzen und Umwelteinflüsse aus dem Gleichgewicht gebracht wird!

Fatal & Co

Konsumenten glauben, dass Wirtschaft, Unternehmen, Politiker, usw. das Beste für ihr Gemeinwohl oder ihre Gesundheit tun. Falsch! Wenn es um Geld oder Macht geht wird gelogen, geschwindelt und sogar betrogen.

Vor nur einem halben Jahrhundert hat man in der Ökonomie noch gelernt, dass die Hauptmission, die oberste Zielsetzung eines Unternehmens, das Befriedigen von Konsumenten- oder Kundenbedürfnissen sei. Marketing hatte seine absolute Blütezeit und größte Konzerne wurden von Managern geführt, die dieses Metier beherrschten. Amerika gab den Ton an. Ich selber hatte dort diese tollen Mechanismen studiert, was mir später in Europa im Wirtschaftsleben sehr zu Gute kam.

Nun hat sich alles verändert. Mit steigendem Wohlstand und Vermögen sind Unternehmen in Form von Aktien zur beliebten Anlageform geworden, weil das profitsüchtige Individuum so mehr rausschlagen kann als mit dem traditionellen Sparbüchlein oder mit Staatsanleihen.

Die Unternehmen wiederum buhlen nun um die Gunst der Anleger. Wer am meisten Macht in einem Markt hat und so viel Profit erwirtschaftet, ist am Begehrtesten. Oberstes Ziel, die Hauptmission, ist die Gewinnmaximierung geworden. Mehr Gewinn macht man indem man Produkte zu niedrigsten Kosten produziert, sie zu einem möglichst hohen Preis verkauft und das soviel als möglich davon.

Topmanager werden am Aktienkurs gemessen. Junge Analysten von Banken geben bald in jeder Tagesschau Auskunft, was gemacht werden sollte, um den Profit einer Firma zu verbessern, damit sie die Aktien zum Kauf empfehlen können und so auch wieder verdienen. Es geht doch nur ums Geld! Auch dieses System, das mit dem Fall der Berliner Mauer über den Sozialismus gesiegt hat, haben wir von Amerika importiert. Die USA sehen als einzig verbliebene Weltmacht die Chance, der Welt ihre Ideologie überzustülpen. Es ist die Entwertung von allem, was nicht Profit bringt. Der Selbstzweck und Egoismus wird über das Gemeinwohl gestellt. Es geht um die Entwertung des Menschen, wenn er nicht mehr rentiert.

Unternehmen und Firmen werden aber von Menschen geführt. Menschen sind vor allem motiviert: erstens für sich persönlich mehr Geld zu machen und zweitens mehr Macht, Prestige oder Einfluss zu erreichen. Deshalb werden Manager, die Firmen führen immer Entscheidungen treffen, die darauf basiert sind, sich persönlich zu bereichern. „Was liegt für mich drin?“ ist oft das Frage und Antwortspiel. Es gibt nur wenige, die sich für das Gemeinwohl, Umweltanliegen oder sonst einen guten Zweck einsetzen. Es gibt auch Schizophrene, die sich zum Beispiel nach dem Abgang von einer Firma für humanitäre Anliegen einspannen lassen und nachträglich wegen ungesetzmäßiger persönlicher Bereicherung im verlassenen Unternehmen vor Gericht gezerrt werden.

Um hohe Preise, die zu gutem Profit führen, zu verteidigen, setzen Firmen alles in ihrer Macht stehende ein. Die Schweizer Pharmaindustrie zum Beispiel hat als Arbeitgeber enormen Einfluss auf Änderungen, die ihre Hochpreisinsel in Gefahr bringen könnte. Der ganze Staatsapparat, Politiker, Behörden, Gewerkschaften usw. ist ihr total hörig. Wenn der Forschung, wie zum Beispiel Genforschung oder Tierversuche, einschneidende Gesetze drohen, so wird über Lobbying und Inseratenkampagnen alles unternommen, um die Freiheiten zu sichern.

Ohne Forschung gibt es keinen Patentschutz und ohne Patente auch keinen Schutz von übersetzten Preisen. Und wer wehrt sich gegen die überhöhten Preise? Die Konsumentenschützer, Vertreter der Menschen mit wenig Geld und andere nicht gewinnorientierte Organisationen, aber die sind in der Minderheit. Sie haben Angst um ihre Arbeitsplätze und möchten nicht gegen ihren Brötchengeber ankämpfen. Und den vielen Wohlhabenden können gute Gewinne der Industrie recht sein, denn sie haben ihr Vermögen längst in die sich sehr gut entwickelnden Aktien angelegt. Die überhöhten Medikamentenpreise stören sie nicht, denn das bezahlt ja die Krankenversicherung. Das Problem der exponentiellen Kostenentwicklung im Gesundheitswesen ist dann wiederum Aufgabe des Staates, der das dann schon mal irgendwie auf dem Buckel der Allgemeinheit lösen wird.

Das Gesundheitswesen ist definiert als Vorbeugung, Diagnose und Heilung von Krankheiten. Es ist die profitabelste Industrie der Welt. Solange Leute krank sind, macht sie Millionen und Abermillionen Profit. Eine gesunde Person gibt dem Gesundheitswesen nichts zu verdienen, gibt kein Geld für Medikamente aus, braucht keine medizinische Behandlung. Wenn alle gesund und ohne Krankheiten wären, gäbe es keine Pharmaindustrie. Kranke sind die guten Kunden. Es gibt ergo keine Anreize für die Pharmaindustrie, Krankheiten zu vermeiden.

Im Zusammenhang mit Krebs, einem der Hauptkiller unserer Gesellschaft, redet man heute in der Pharmaindustrie am liebsten schon von der Behandlung einer chronischen Krankheit. Nicht die Vermeidung ist das Ziel sondern die Behandlung. 'to make profit' (Geldmachen) ist das oberste Ziel der Unternehmen, deren Anteile öffentlich gehandelt werden.

Sie werden geleitet, mit einigen Ausnahmen, von den skrupellosesten, geldgierigsten Individuen, die unser Planet kennt. Sie verdienen in einem Jahr mehr als zehnmal soviel wie ihre Putzfrau in ihrem ganzen Leben und haben immer noch nicht genug. Sie fahren jeden Tag hundert Kilometer von ihrem Heim in ihr Büro, nur um an einem Ort zu wohnen, wo sie noch ein paar Franken weniger Steuern bezahlen. Geld verdienen wird zur Sucht. Noch mehr Geld verdienen zum übergeordneten Motivationsfaktor. Alle ihre Entscheidungen und getroffenen Maßnahmen für sich selber und ihre Unternehmen basieren auf der Idee Geld und noch mehr Geld zu verdienen.

Tausende von Millionären und Multimillionären sitzen in Gefängnissen rund um die Welt. Warum sind sie hinter Gitter? Weil sie mit ihren vielen Millionen nicht genug hatten und sogar bereit waren, gesetzeswidrig zu handeln, um noch mehr zu machen. Für jeden Drogendealer, der im Gefängnis sitzt, gibt es wahrscheinlich tausend, die auf der Straße sind und nicht gefasst wurden. Und so ist es im Geschäftsleben: für jeden VR, CEO oder Direktor der hinter Gitter sitzt, weil er aus Geldgier gesetzeswidrig gehandelt hat, gibt es hundert oder mehr, die aus persönlicher Gier betrogen haben.

In allen leitenden Funktionen im Gesundheitswesen sitzen Leute, denen es auch vor allem ums Geld geht. Geld fürs Unternehmen, Geld für die Aktionäre, Geld für sich selber. Unser heutiges Gesundheitswesen hat absolut keine Anreize, Krankheiten zu vermeiden. Wenn sie das nämlich täte, wäre die ganze Industrie bankrott, Lobbyisten und Beamte der Aufsichtsbehörden ohne Job und gute Einkommen. Man könnte also zur absurden Meinung kommen, dass es ihnen darum geht, mehr Kranke zu erzeugen, die medizinische Behandlung benötigen.

Das Gesundheitswesen müsste eigentlich in 'Krankheitswesen' umbenannt werden. Eine Geldmaschinerie, bei der es darum geht, kranke Leute zu finden, ihnen sündhaft teure Medikamente zu verschreiben und operative Eingriffe oder andere medizinische Behandlungen durchzuführen.

Damit alles richtig funktioniert braucht es noch Konsumenten, Kranke, die um ihr Leben bangen und dafür bezahlen bzw. bezahlen können. Die findet man nicht in Afrika, dort wo infolge verdreckter, verseuchter Umwelt einfachste medizinische Hilfe gefragt wäre.

Dort wo Seuchen und Krankheiten wuchern, die die Zukunft des ganzen Kontinentes bedrohen, gibt es keine Konsumenten oder mindestens zu wenige, die für Medikamente und medizinische Betreuung bezahlen können. Die Pharmaindustrie hat deshalb kein Interesse an diesem Kontinent. Dort gibt es keinen Beitrag zur Erreichung der hohen Gewinnziele. Nein im Gegenteil, dort müssen zu große Konzessionen bezüglich Preise gemacht werden, was in Anbetracht der Größe des Problems zu einer empfindlichen Schwächung der angestrebten Profitziele führt.

Also behandelt man den schwarzen Kontinent mit einigen punktuellen Aktionen quasi als PR- oder Werbeaktion, die sich als Imagepolierer fürs Unternehmen ausgezeichnet machen. Stattdessen drängt man vor allem auf den amerikanischen Markt. Dort wo jeder Zweite übergewichtig ist und als Folge davon gegen verschiedenste Krankheiten, wie Diabetes, hoher Blutdruck, hoher Cholesterinspiegel, usw. behandelt werden muss. Dort wo bereits fast jeder Zweite an Krebs erkrankt und nebst einer Operation mit Medikamenten der obersten Preisklasse versorgt werden muss. Und das Tollste an diesem Markt ist, dass das Potential auch bei eventuell stagnierender Bevölkerung immer größer wird, denn bis in einigen Jahren werden fast alle übergewichtig und krebsleidend sein.

Um die Geldmaschinerie in Gang zu halten braucht es aber immer noch Konsumenten, die das alles bezahlen können. Wie geht denn das? Waren Sie schon einmal in Las Vegas? Dort gibt es in den Casinos Restaurants, die überbieten sich mit den Angeboten für Breakfast und Dinner. Sie ziehen mit ihren tollen Angeboten die Massen der Spielenden und Ferienmachenden an. $ 2.99 for breakfast (Frühstück), $ 3.99 for buffet dinner (Abendessen).

Und was sieht man da: praktisch alle, die an diesen riesigen Buffets anstehen sind fett oder sogar sehr fett. Die Buffets sind viele Meter lang, so wie die Schlangen der Fettleibigen. Aber warum erzähl ich das? Weil jeder, der dort ansteht und den Teller überfüllt, Konsument der Pharmaindustrie ist. Jeder der dort ansteht gibt mehr für Medikamente und medizinische Betreuung aus als für die Nahrung, die er zu sich nimmt. Vielleicht oder sicher auch mehr als er in den Casinos verspielt.

Es findet eine Umschichtung der Haushaltsausgaben statt. Weniger, immer weniger für Nahrung, zudem schlechte Nahrung, und immer mehr für Gesundheit bzw. Krankheit, das heißt für Medikamente, Operationen, medizinische Betreuung und schlussendlich Alterspflege. Die Todesspirale ist in Gang gesetzt: weniger Geld fürs Essen, für immer schlechteres, nährstoff- und vitaminarmes Essen dafür mehr für Medizin, Medikamente, Reisen usw. was unser Biosystem aus dem Gleichgewicht bringt, unser Immunsystem schwächt und uns krank macht. Las Vegas ist sicher extrem, aber dieses System der Umverteilung findet nicht nur in den USA statt sonder auch immer mehr bei uns in Europa.

Wenn die Pharmageldmaschinerie in Gang gesetzt wird, so läuft das etwa wie folgt ab: der CEO gibt die skrupellose Anweisung ein soeben entwickeltes Medikament so schnell als möglich auf den Markt zu bringen, trotz noch nicht abgeklärten Langzeitschäden, die es infolge Nebenwirkungen haben könnte. „Zahlt, was ihr müsst, nehmt die Lobbyisten, die es braucht, um die Bewilligung der Behörden zu erlangen". Der Aktienpreis wird um das Dreifache steigen, die verantwortlichen Manager kassieren einen riesigen Bonus und in fünf Jahren, wenn die fatalen Nebenwirkungen bekannt werden, wird das Medikament vom Markt genommen. Hunderte von Kranken und Toten, aber das Geld ist gemacht.

Lobbyisten sind eine fast geheime, versteckte Gruppe von Leuten meistens in den Hauptstädten nahe den Politikern und Parlamentariern. Man kennt sie kaum. Sie machen einen Haufen Geld in Form von Honoraren und 'Nebenverdiensten'. Sie wandern auf einem schmalen Grat zwischen Bestechung, Korruption und Pflege von guten Beziehungen.

Man kann einem Parlamentarier nicht $ 200.000 für einen bestimmten Dienst offerieren, zum Beispiel für oder gegen ein bestimmtes Gesetz zu stimmen. Das wäre Bestechung. Aber vielleicht hat der Parlamentarier einen Sohn oder eine Tochter, der man für $ 200.000 einen Job offerieren kann, obwohl sie dafür nicht unbedingt qualifiziert ist. Auch in den Gesundheitsbehörden gibt es Leute, die für 'kleinere' Geschenke, für Einladungen, Golfturniere usw. bei der Genehmigung eines Medikamentes mal ein Auge zudrücken. Die Aufsichtsbehörden sind oft mit der für ihr Land enorm wichtigen Pharmaindustrie verflochten.

Wenn aufgedeckt wird, dass ein leitender Beamter auch für die Pharmaindustrie Gutachten schreibt, muss er den Hut nehmen. Dann werden Führungsleute entlassen, weil sie angeblich die Hürden für die Zulassung neuer Medikamente zu hoch ansetzten, was nicht im Sinne des Volkswirtschaftsministers und der prosperierenden Pharmaindustrie ist.

Sie sind wahrlich nicht zu beneiden, die Mitarbeiter der Zulassungsbehörden in ihrem Spannungsfeld zwischen Interessen der Industrie und der Aufgabe zum Schutz der Konsumenten. Es sind oft sehr gute Fachleute, die nach einigen Jahren im öffentlichen Dienst ihre Karriere in einem Pharmaunternehmen fortsetzen. Des Geldes wegen! Deshalb wird in diesem Interessenskonflikt die Industrie die Oberhand bewahren und der Konsument schlussendlich als Verlierer und Geschädigter dastehen.

Die Nahrungsmittelindustrie hatte ursprünglich die Mission, dem Verbraucher die beste, gesündeste, natürlichste und frischeste Nahrung anzubieten. Im Laufe der letzten Jahre, mit der Wandlung der Unternehmen von der Befriedigung der Konsumentenbedürfnisse zur Geldmaschinerie hat sich auch in dieser Industrie alles zum Nachteil der Verbraucher und deren Gesundheit verändert.

Wenn ein Mensch im Laufe des Lebens 100.000mal isst und trinkt, jeden Monat sein eigenes Körpergewicht, jedes Jahr fast eine Tonne, dann kommt dem 'Zulieferer' und dessen Qualität doch eine gewaltige, verantwortungsvolle Rolle zu.

Dass sich diese Industrie zum unermüdlichen, unerschöpflichen Goldesel entwickelt liegt auf der Hand. Auch Nahrungsmittelfirmen haben nur noch ein Ziel: Geld, Profit machen. Um dies zu erreichen muss das Produkt so billig wie möglich hergestellt und zu einem möglichst hohen Preis verkauft werden. Kosten senken, war ein Traktandum (Verhandlungsgegenstand) auf jeder Geschäftsleitungssitzung. Marketing und Werbung helfen 'Kunstprodukten' mit Schlagwörtern wie 'Functional Food', 'Energy Food' usw. ein positives Image zu verleihen, das den Verbrauchern Jungsein, Gesundheit, Fitness usw. suggeriert.

Es ist heute möglich, aus den billigsten Rohstoffen, dem letzten Dreck, ein akzeptabel schmeckendes Produkt herzustellen. Vor vielen Jahren habe ich in der Aromaindustrie gearbeitet. Die hochbezahlten Flavoristen sind Spezialisten für Gerüche, Geschmäcker und Mundgefühl. Sie kombinieren die tollsten Aromen. Kaum eine Fertignahrung, vom Joghurt über Soße, Suppe und den Brotaufstrich, die heute nicht künstlich aromatisiert wäre.

An die 6000 Aromastoffe gibt es schon. Praktisch jedes in der Natur vorkommende Aroma, kann auch künstlich erzeugt werden, von Kirschen, Himbeeren, Erdbeeren, die alle in schönen bunten Bildchen auf dem Bechern abgebildet sind. Sensorik-Experten verführen mit Farb-, Geschmacks- und Aroma-Nuancen, welche ganz gezielt Auge, Zunge und Gaumen betrügen und 'nach mehr schmecken'.

Ja, so ist das, die Industrie verfügt über das Know-How, um die Leute mit dem Essen hungriger zu machen. Es gibt Stoffe, die machen süchtig. Und die werden ebenfalls in Lebensmitteln und Getränken eingesetzt. So wird mehr verkauft und mehr Geld gemacht.

Geschmacksverstärker (E620 – E625, Glutamat, MSG) gehören zum Standardaufgebot der multimilliardenschweren Lebensmittelindustrie. Sie finden sie auf fast jeder Zutatenliste. Sie werden aus pflanzlichen und tierischen Rohstoffen mithilfe enzymatischer Verfahren gewonnen. Sie können auch gentechnisch hergestellt werden.

Wenn Sie also keine gentechnisch veränderten Lebensmittel wollen, aber konventionelle mit Geschmacksverstärker kaufen, dann sind Sie schon mittendrin. Finden Sie mir mal in einem Supermarkt nur zehn Fertigprodukte ohne Geschmacksverstärker. Sie werden große Mühe haben.

Geschmacksverstärker gehören in die Klassifikation 'Exzitotoxine'. Das sind Erregungsgifte mit schädlicher Wirkung auf die Nerven. Sie erhöhen ihren Appetit, weil sie den Speichelfluss anregen und stehen im Verdacht, Migräne, Allergien, Asthma oder sogar Depressionen auszulösen. Sie überlisten die körpereigenen Geschmacksnerven und lassen somit in der Produktion von industriellen Lebensmittel-Produkten wertvolle, natürliche Rohstoffe einsparen.

In der Deutschen Gesellschaft für Ernährung (DGE) tut man sich mit der Begründung schwer, dass sie in Lebensmitteln trotz der gesundheitlichen Bedenken zugelassen sind und in der Schweiz macht die Gesundheitsbehörde den Vermerk, dass sie aufgrund neuer Fragestellungen noch nicht abschließend beurteilt werden können.

Der Zusatz wird zwar je nach Produktgruppe limitiert aber wenn es jeden Tag eingenommen wird, dann kommt doch in Laufe des Lebens eine ordentliche Giftmenge zusammen, die den Körper aus dem Gleichgewicht bringt. Es wäre nicht das erste Mal in der Geschichte, dass die Wissenschaft zu neuen Erkenntnissen kommt und ein jahrelang erlaubtes Mittel zurückziehen bzw. verbieten muss.

Der Kampf um die billigsten Rohstoffe nimmt geradezu schauderhafte Formen an. In den Patentämtern häufen sich die Anmeldungen für fleischähnliche Nahrungserzeugnisse und für Getränke, deren Ausgangssubstanzen getrocknetes Blut, Schlachtabfälle, Tierkadaver, Harnstoffe, usw. sind. Ein US-Konzern ist auf folgenden technischen Dreh gekommen: Er kauft jede erreichbare Hühnerfeder bei Züchtern und Schlachtereien auf. Denn die Federn enthalten wichtiges Eiweiß. Dieses wird in großen Bottichen bei hohen Temperaturen zusammen mit scharfen Chemikalien erhitzt. Das Eiweiß löst sich dabei aus den Federn. Als trockenes Pulver, feuchte Paste oder Flocken kommt es am Ende dann in den Handel und kann als Nährstoff-Zusatz später in Backwaren, Mehl, Kuchenfertigmischungen, Konfekt, Teigwaren usw. beigemischt werden. Ich habe sogar gehört, dass Wollreste, Tierhaare und Hühnerkot statt auf dem Misthaufen in den Bottichen der Lebensmittel-Industrie landen und zu neuer Nahrung verarbeitet werden!

Fast Food hat in Europa ein denkbar schlechtes Image. Es ist entstanden durch die amerikanischen Restaurants, wo vor allem Hamburger mit Frites und Cola angeboten werden. Diese Unternehmen bedienen sich mit dem ganzen vorhin geschilderten Chemieladen, obwohl ihre Rohmaterialien nicht a priori die schlechtesten sind.

Auch in Europa haben sich diese Fast Food Ketten ausgebreitet und ersetzen oder konkurrieren mit einen Teil unserer traditionellen Verpflegungsstätten, wo ebenfalls schnell ein Mittagessen oder eine Zwischenmahlzeit eingenommen wird. Das sind Kneipen, Restaurants, Werks- und Bürokantinen, Schulmensas usw. Da gibt es zwar Hinweise über die Herkunft des Fleisches, aber sonst wissen wir nicht, was alles in diesen Menüs verarbeitet wurde. Sie alle sind Kunden der Lebensmittelindustrie.

Sie alle müssen möglichst günstige, preiswerte Mahlzeiten anbieten. Diese werden ihnen von der Industrie fast fix und fertig geliefert, die die Produkte so billig wie möglich hergestellt hat, so dass der Servierbetrieb ohne großen Personalaufwand auch so günstig als möglich anbieten kann. Mahlzeiten, die aufgemöbelt sind mit Geschmacksverstärker, Aromen und Chemikalien, die sie satt und fett machen.

Aber schmecken tut es gut, so gut und preiswert, dass man wieder kommt. In einer Fernseh-Reportage über das Essverhalten der Teenager in einer Schulmensa habe ich gesehen, dass der Betreiber mit Salaten und Gemüse einen Beitrag zur gesunden Ernährung leisten wollte. Neun von Zehn Jugendlichen jedoch, haben weder Salat noch Gemüse genommen sondern Chicken-Nuggets und Frites. Bei einem großen Teil sah man auch schon die Auswirkungen dieser Ernährung in Form von über den breiten Gürtel der Niederbundjeans herausquellenden Bauchfettringen.

Bei Fast Food ist das Problem nicht die Qualität der angebotenen Produkte, im Gegenteil, sondern dass alles in 'large sizes' (Großportionen) zu noch günstigeren Preisen angeboten wird. D.h. large size Coke, large size french fries, large size Ice Cream ergibt eine riesige Menge an einfach verdaulichen Kohlenhydraten, die den Blutzucker in astronomische Höhen treiben mit dem Resultat: Insulin wird in Massen produziert und die Glukosemengen werden infolge von Inaktivität als Fett abspeichert. Man kann fast zusehen, wie sich die Leute dick fressen.

Mehr als zwanzig Jahre habe ich für einen der weltweit größten Nahrungsmittelproduzenten gearbeitet. Ich habe die Wandlung vom treuen Produzenten qualitativ hoch stehender Produkte zum geldgierigen börsennotierten Unternehmen hautnah miterlebt.

Wir hatten sehr gute Produkte produziert vor allem Margarine. Der pflanzliche Ursprung der Fettstoffe war gegenüber den tierischen und damit Butter stark bevorzugt und wurde von WHO und anderen Gesundheitsorganisationen unterstützt. Margarine hatte sich vom Image der billigen Butter aus der Kriegszeit gelöst und wurde zum Gesundheitsstreichfett mit sogar therapeutischer, cholesterinsenkender Wirkung.

Unter dem Deckmantel des guten Images hat es dem Unternehmen aber nichts ausgemacht, billigste Rohstoffe wie Schweineschmalz und Fischöl zu Margarine zu verarbeiten und sie mit ein paar Tropfen Milch anzureichern, um so die Mütter zu überzeugen, dass es für ihre Kinder ein nahrhaftes, gesundes Produkt sei. Mit herzzerreißenden Werbespots wurden sie überzeugt, dass ihr Kind auf diese Art mit dem Schulpausenbrot zu einer gesunden, wertvollen Zwischenverpflegung kommt. Ein Beispiel von Verarbeitung billiger Rohstoffe, die mit raffinierten Marketingmethoden in riesigen Mengen zu einem sehr guten Preis verkauft werden konnte.

Im letzten Drittel des 20. Jahrhunderts, unter dem Druck immer kostengünstiger produzieren zu müssen, hat sich dieses Unternehmen in Forschung und Entwicklung darauf konzentriert, aus immer billigeren oder sogar Gratis-Rohstoffen wie Wasser und Luft essbare Produkte herzustellen. Die Diät oder Low-Calorie Welle hatte sich dafür als Marketinginstrument geradezu angeboten. Fett wurde in Margarine, Mayonnaise, Salatsauce, Käse, Wurstwaren usw. durch Wasser ersetzt und mit Emulgatoren, Gelatine, Aromen und anderen chemischen Stoffen zu Produkten verarbeitet, die dem Original betreffend Aussehen, Geschmack, Mundgefühl und auch im Preis recht nahe kamen und zusätzlich noch gut für die schlanke Linie waren.

Mit Namen wie 'Du darfst', 'Linea' und andere bekannte Marken mit dem Zusatz 'light', 'diät' oder 'minus Calories' sind sie mit enorm guten Margen an den Mann bzw. die Frau gebracht worden. Ein Kassenschlager par excellence.

Als diese Welle langsam stagnierte oder sich abwärts neigte sind periodisch Wertanalysen (Value Analyses) mit dem Ziel durchgeführt worden, Kompositionen, Packungen, Verfahren und Prozesse zu verbilligen, ohne eine vom Konsumenten spürbare Qualitätseinbuße zu erleiden.

Auch das waren für die Kasse sehr erfolgreiche Übungen, denn wie sollte denn der Konsument merken, dass ein hochwertiges Pflanzenöl durch ein minderwertigeres ersetzt oder noch etwas mehr Wasser mit Bindemittel eingesetzt wurde, ohne dass auf den Packungen diese Nuancen hätten deklariert werden müssen.

So entfernen sich über die Zeit die Produkte in kleinen unbemerkbarer Schritten immer weiter weg vom Original und die Ingredienzen-Listen werden immer länger und unerfassbarer, gespickt mit Namen, die man kaum aussprechen kann.

Zur Lebensmittelindustrie gehört auch die Landwirtschaft mit ihren diversen Teilbereichen. Je länger desto weniger wird sie von den Staaten subventioniert. Sie wird daher immer mehr gezwungen, sich den Gesetzen des Marktes anzupassen das heißt, immer billiger zu produzieren, weil der Konsument immer weniger für ihre Erzeugnisse ausgeben will oder kann.

Was machen also dann die Bauern? Sie fragen sich, wie sie auf ihren Feldern am meisten Äpfel, Zwiebeln, Karotten, Bohnen usw. in der kürzesten Zeit, zu den günstigsten Kosten produzieren können? Und die Antwort ist: Leg dich mit der Natur an und ändere die natürlichen Früchte und das natürliche Gemüse mit irgendwelchen Dingen, die aus einem Labor kommen, so dass es schneller und größer wächst und gegen drohende Krankheiten resistent wird.

Auf diese Weise kann er sich versichern, dass es eine volle Ernte gibt und er mehr davon zu einem guten Preis verkaufen kann. So wird ein natürliches Produkt zu einem vom Menschen gemachten, industriellen, denaturierten Produkt. Und dann wird es unter dem Kostendruck und dem Zwang, pro Hektar immer mehr zu produzieren, noch schlimmer.

Er benutzt chemische Dünger, Pestizide und Herbizide, die er auf seine natürlichen Produkte wie Karotten oder Bohnen sprüht, so dass diese schlussendlich mit chemischem Gift geladen sind. Zudem wird der Boden immer ausgelaugter und die Produkte enthalten daher immer weniger Vitamine, Mineralstoffe und Spurenelemente.

Es wird gesagt, dass wir heute bis fünfmal mehr Nahrungsmittel zu uns nehmen müssen als unsere Großeltern, um denselben Vitalstoffgehalt zu erreichen. Wenn Sie sich heutzutage nicht vergiften wollen, dann führt kein Weg an teureren organisch gewachsenen Bio-Produkten und an organischen Nahrungsergänzungsmitteln vorbei, damit sie auf den vom Körper benötigten Vitamin- und Mineralstoffgehalt kommen.

Dieselben Bedingungen gelten auch für die Fleischindustrie. Wie die Bauern und andere Lebensmittelproduzenten muss auch sie schnell viel produzieren und das so günstig als möglich. Die Geschichten, die in den letzten Jahren alle aufgedeckt wurden sind haarsträubend.

In den USA wurden Hormone eingesetzt um das Wachstum der Tiere zu beschleunigen. Wahrscheinlich hat dies auch zu den Rekordzahlen von Übergewichtigen und der früheren Pubertät der Kinder beigetragen. Antibiotika werden verwendet, um die Tiere in den oft unmenschlichen und unakzeptablen sanitären Bedingungen überhaupt gesund zu behalten.

Sicher hat das auch das Problem der abnehmenden Wirkung der Antibiotika bei Menschen verschärft, einem der größten medizinischen Erfindungen und Wundermittel des 20. Jahrhunderts. Unnatürliche oder billigste Fütterung pumpen nicht nur noch mehr Chemikalien in das Tier sondern bringen auch ihr ganzes Biosystem aus dem Gleichgewicht und können dieses Ungleichgewicht auf den Konsumenten des Fleisches übertragen.

BSE steht exemplarisch für den nachlässigen und teils skrupellosen Umgang mit Genetik und Rohstoffen, die die Grundlage für die Herstellung von menschlicher Nahrung bilden. Während viele andere Skandale in den Medien immer wieder aufflackern, nimmt kaum jemand noch davon Kenntnis, wie das System es der Big Business Landwirtschaft erleichtert, Vorschriften zu BSE sukzessive zu umgehen und zum Zweck eigener Gewinnmaximierung auszublenden.

Die Lebensmittelkontrollen waren in der EU im Alltag unzureichend, obwohl es ausgefeilte Überwachungssysteme gibt, die aber offensichtlich niemand haben wollte. Man sollte meinen, dass nach solch dramatischen Vorkommnissen, die Lehren für 'sichereres' Fleisch gezogen würden. Es ist aber nicht so.

In der Schweiz ist erst zwei Jahre nach einer Studie des Bundesamtes für Gesundheit bekanntgeworden, dass Kalb- und auch Rindfleisch aus naturnaher Haltung den EU-Grenzwert für Dioxin und dioxinähnlichen PCB (Polychloriertes Biphenyl) überschritten. Diese gesundheitsgefährdenden Stoffe entstehen unter anderem beim Verbrennen von Haushalt- und Industrieabfällen und gelangen über die Nahrung und Umwelt ins Fleisch.

So wurde auch das Fischen auf einer 40 km langen Flussstrecke verboten, weil zu hohe PCB-Werte in den Fischen gemessen wurden. Die Schadstoffe stammten von einer Deponie, in die vor vielen Jahren Kehricht- und Industrieabfälle gekippt wurden. Es vergeht kaum ein Tag, ohne dass man nicht von irgendeiner Verunreinigung oder Vergiftung von Lebensmitteln hört.

Für all diese Giftstoffe, die in unseren Lebensmitteln vorhanden sein können, werden aufgrund von Studien von den Gesundheitsbehörden Grenzwerte festgelegt. Diese beruhen auf Kennzahlen für die Langzeitaufnahme sowie die akute Giftigkeit des Wirkstoffes. In der Regel liegen zwar zwischen den Mengen, die im Tierversuch giftig wirkten, große Sicherheitsspannen, aber niemand kann wirklich abschließend beurteilen, wie sich beim einzelnen Menschen ein gefährlicher Cocktail von Pestizidrückständen, Zusatzstoffen, Tierarzneimittel usw. über längere Zeit und in der Kumulation auswirken kann. Deshalb ist es ganz sicher ein guter Rat, unter biologischen Richtlinien produzierte Produkte, Bio-Fleisch, Bio-Gemüse, Bio-Milchprodukte zu konsumieren, auch wenn dafür etwas mehr bezahlt werden muss.

Die Empfehlungen von Behörden und diversen Ratschläge erteilenden Stellen beginnen nun so richtig zu greifen. Die Biomärkte boomen. Bio wird zum florierenden Geschäft. Und wenn es um Geld geht, wird immer wieder betrogen. Mit dem Boom kommt der Betrug.

So mutierten konventionelle Mastschweine auf dem Weg zum Schlachthof zu Bioschweinen, konventionelle Eier werden zu Bioeiern, Biogummibärchen mit konventioneller Gelatine, gefälschte Zertifikate für Biobananen oder Biokaffee von Produzenten in Osttimor, die selber nicht einmal wissen, dass sie angeblich biologisch produzieren.

Und mit dem Boom kommt die Angebotsknappheit. große Detailhandelsunternehmen und Discounter springen auf den fahrenden Zug auf und kaufen in großem Stil Bioprodukte ein. Die bisher klein strukturierte Branche kann nur mit Mühe oder gar nicht mehr liefern. Da ist die Verlockung groß, konventionelle Produkte umzudeklarieren, um am guten Geschäft teilzuhaben. Auch liegen bereits Begehren von Produzenten vor, die verlangen, die strengen Bio-Richtlinien 'etwas' zu lockern.

Jahrelang war der Einzelhandel die Macht, die für die Interessen des Konsumenten eintrat. Ursprünglich war er als nicht gewinnorientierte Genossenschaft organisiert mit dem Ziel für den Endverbraucher einzukaufen und an ihn zu verteilen. Die marktbeherrschenden Ketten, mit Filialen in jeder größeren Ortschaft waren die Konsumentenschützer schlechthin. Sie haben die mächtigen Lebensmittelproduzenten gezwungen, überhöhte Preise abzubauen, Produktdeklarationen zu verfeinern, detaillierte Zutatenlisten und Verfalldaten aufzudrucken. Sie haben sich beispielhaft für größtmöglichste Transparenz für den Endverbraucher eingesetzt.

Nicht Profitdenken sondern Dienst am Kunden, beste Qualität zu vernünftigen Preisen, war das oberste Ziel, so wie es die klassische Ökonomie gelehrt hatte und sie wurden mit dominierender Marktstellung belohnt. Sie waren es, die sich zum Schutze der Verbraucher, gegen gesundheitsgefährliche Machenschaften der Lebensmittelproduzenten eingesetzt und zum Beispiel Bio-Produktlinien lanciert haben.

Seit einiger Zeit sind nun die Positionen der diversen Anbieter bezogen. Nun geht es darum, mit dem Erreichten mehr Geld zu verdienen, das heißt, dass auch sie nun dem neuen Mechanismus verfallen, nämlich günstiger einzukaufen und möglichst viel zu einem möglichst guten Preis zu verkaufen. Sie vereinigen sich auf internationalem Niveau mit anderen großen Einzelhändlern zu Europäischen Einkaufsbündnissen und zwingen so die Produzenten von Fertigprodukten, die Landwirtschaft, die Fleischindustrie und ihre zum Teil eigenen Produktionsbetriebe noch günstiger anzubieten.

Bei Glühbirnen und vielen anderen Haushaltsmaterialien mag dieser enorme Druck auf Produzenten zu Gunsten der Konsumenten sein. Aber bei Lebensmitteln, von denen wir während eines Lebens Tonnen konsumieren, wird der Anreiz, minderwertige oder billige Rohstoffe mit unnatürlichen Hilfsmitteln zu einem genießbaren Produkt zu machen so richtig angeheizt. Der moderne Einzelhandel hat sich als letztes Glied in das System der modernen geldgierigen Gesellschaft eingeordnet. Nun hat wohl der Konsument, der Endverbraucher, das letzte Wort. Wenn er nicht bereit ist, mehr für seine Nahrung auszugeben, das heißt diesen Teufelskreis zu durchbrechen, dann wird er mit Hilfe der Medizin vielleicht alt, aber sicher nicht gesund. Sie als Konsument treffen die Entscheidung.

Unter dem Druck der Großhändler müssen die Produzenten immer günstiger anbieten. Sie werden so gezwungen, ihre Kosten für die Produktion von Lebensmitteln immer weiter zu senken, damit sie überhaupt noch eine Chance haben im Geschäft, mit dem Großhändler, von dem sie längst abhängig sind, zu bleiben.

Mit Hilfe von Chemie, Kunststoffen, Bindemittel, Geschmacksverstärker usw. denaturieren sie ihre Produkte und senken ihre Kosten. Mit dem Resultat, dass Tomaten nicht mehr nach Tomaten, Fleisch nicht mehr nach Fleisch und Äpfel nicht mehr nach Äpfel schmecken.

Die Konsumenten, die jahrelang diese Produkte zu tollen tiefen Preisen eingekauft haben, wissen schlussendlich nicht mehr, wie eine natürliche Tomate, ein natürlicher Apfel oder natürliches Fleisch wirklich schmeckt. Vor vielen Jahren hatten intelligente Marketingleute die Idee, ein Ketchup auf den Markt zu bringen, das wirklich nach Tomaten schmeckt. Es war ein Riesen-Flop, weil nach jahrelangem Genuss von Ketchup die Konsumenten sich an den besonderen, nicht 'tomatigen' Ketchup-Geschmack gewöhnt hatten und nichts mehr anderes wollten.

Mit dem Brot geht es ähnlich. Was sie heute zu günstigen Preisen kaufen, ist voll von so genannten 'bread improver' (Brotverbesserern). Das sind Chemikalien, die das Brot nicht verbessern, sondern erreichen, dass mit weniger natürlichen Rohstoffen das gleiche Volumen erreicht wird und sich das Brot deshalb so luftig präsentiert. Mit dem wirklichen Brotgeschmack hat das aber nicht mehr viel zu tun.

Dilemma der Versager

Wir ersticken im Überfluss und der Komplexität der guten Gesundheitsratschläge. Oft sind es Irrtümer, Halbwahrheiten oder Lügen.

Was ist los mit unserem Gesundheitssystem? Immer mehr Leute sind erkältet und bekommen eine Grippe. Jeden Herbst ein öffentliches Riesentheater, ob man sich impfen lassen sollte. Immer mehr Leute haben Diabetes. Immer mehr haben Krebs und leiden an Herzerkrankungen. Immer mehr haben Migräne, Rückenschmerzen, Magenprobleme, Allergien, degenerative Gelenk- und viele andere Beschwerden. Immer mehr Frauen haben Menopausenprobleme. Immer mehr Frauen und Männer leiden an sexuellen Störungen und Fruchtbarkeitsproblemen. Immer mehr Männer haben Prostataleiden. Immer mehr Kinder sind übergewichtig und haben chronische Müdigkeit, unreine Haut, Schuppen oder andere kleinere Beschwerden. Und last but not least: immer mehr Menschen leiden unter Depressionen, Stress und anderen psychischen Problemen.

Mit dem ganzen medizinischen Wörterbuch könnte man Seiten füllen. Das ist doch überraschend, denn immer mehr Leute besuchen einen Arzt, machen Blutanalysen, Ultraschall, Magen-/Darmspiegelungen, Röntgenaufnahmen usw. Immer mehr nehmen rezeptfreie und rezeptpflichtige Arzneimittel. Innerhalb den letzten 10 Jahre hat sich deren Umsatz auf 600 Milliarden Dollar verdoppelt. Es nehmen nicht nur mehr Leute Medikamente, sondern jeder nimmt immer mehr davon. Menschen, die dank moderner Mittel immer länger leben, bekommen mehr Krankheiten als zu Beginn des 20. Jahrhunderts. Nach dem Herzinfarkt und zwei neuen Hüftgelenken vielleicht Diabetes, Krebs oder Alzheimer. Wir werden 'altkrank', das heißt älter und kränker.

Was sagt uns das alles? Es sagt uns, dass die Schulmedizin ein Problem hat. Immer mehr Leute lassen sich medizinisch behandeln, nehmen immer mehr Medikamente, lassen sich mit den neuesten technischen Hilfsmitteln untersuchen und unterziehen sich Operationen. Und doch werden immer mehr krank als je zuvor. Die Medizin scheint zu versagen. Die Ärzte verschreiben in unserer zivilisierten Gesellschaft Millionen von Rezepten jedes Jahr.

Der durchschnittliche Konsument hat über zehn verschiedene davon in seinem Apothekerkasten bzw. in der Küche oder nahe bei seinem Esstisch. Die großen Profiteure sind die Pharmaunternehmen. Weil sie bei der Vermeidung von Krankheiten total versagt haben, profitieren sie nun bei deren Behandlung. Getrieben vom 'shareholder value'-Denken wird das Behandeln von degenerativen Krankheiten, nicht deren Vermeiden, zur Hauptmission.

Trotz der vielen Errungenschaften der Medizin, wie Impfungen gegen Kinderlähmung, Tuberkulose, Pocken und andere Seuchen, scheint es, dass der Krieg gegen die großen Killerkrankheiten langsam aber sicher verloren geht. Seit über fünfzig Jahren werden Milliarden im Kampf gegen Krebs ausgegeben und doch haben Sie heute ein etwa fünfzigprozentig höheres Risiko, dass sie daran erkranken als vor fünfzig Jahren und etwa die gleiche Chance daran zu sterben, wenn vielleicht dank neuester Medikamente, Chemotherapie und Bestrahlungen auch etwas weniger schnell als damals.

In den letzten zwei Jahrzehnten hat Diabetes um 400% zugenommen. Wir haben heutzutage Krankheiten, die unsere ältere Generation dahinrafft, Krankheiten, die unsere Großeltern gar nicht kannten wie zum Beispiel Alzheimer, von der heute bereits über zehn Millionen Menschen betroffen sind. Die Pharmafirmen prahlen mit ihren Ausgaben in Forschung als Investition für eine gesündere Gesellschaft. Die haben sich in den letzten fünfzehn Jahren verdreifacht, eine exponentielle Entwicklung, mit dem Resultat, dass die daraus resultierenden neuen Wirkstoffe mit etwa der gleichen Geschwindigkeit abnehmen. Neuerdings wird die Bevölkerung sogar mit viel Werbung, Plakaten und Fernsehen überzeugt, dass diese Ausgaben zum Nutzen unserer Generation gemacht würden. Exponentielle Kurven führen meistens nicht zum Ziel, ja oft ins Chaos oder sogar zur Selbstzerstörung. Das könnte auch die Entwicklung unserer zivilisierten Menschheit im 21. Jahrhundert sein, wenn wir einfach auf diesem Holzweg weiterfahren.

Wenn wir krank sind gehen wir zum Arzt. Ärzte waren bis heute so etwas wie Halbgötter im weißen Kittel. Was sie sagen, nehmen wir ernst. Niemand sonst auf dieser Welt hat soviel Glaubwürdigkeit, wenn es um Gesundheit und Krankheit geht, wie die Ärzte. Aber Mediziner werden trainiert, vor allem zwei Dinge für kranke Menschen zu tun: Arzneimittel zu verschreiben, so wie es ihnen die Pharmaindustrie vorschreibt, oder mit dem Skalpell Teile aus dem Körper zu entfernen. Da diese Bereiche immer komplizierter werden, entfernt sich der Arztberuf mehr und mehr weg vom Helfer, vom Allgemeinpraktiker hin zum Fabrikarbeiter, zum Spezialisten in einem der tausend Fachgebiete und wie in vielen anderen Berufsgattungen zum Fachidioten.

Wie vor 50 Jahren in den Produktionsstätten müssen sie sich gewerkschaftlich organisieren, um von den kostenbewussten Arbeitgebern (Spitäler, Kliniken usw.) nicht ausgenutzt zu werden und zu ihren Rechten zu kommen. Streiks in Spitälern sind das neueste Phänomen in der Arbeitswelt der Halbgötter. Die Komplexität in der Ausbildung an den Universitäten ist enorm. Es bleibt keine Zeit und es gibt wohl in der Folge dieser Entwicklung auch nicht genügend kompetente Lehrkräfte, um sich mit der Prävention, mit der Vermeidung von Krankheiten zu befassen. Vor noch einem Vierteljahrhundert hörten angehende Ärzte an den Universitäten überhaupt nichts von Ernährung. Das Thema Ernährungslehre als 'Wissenschaft' für die Gesunderhaltung des Menschen wurde ausgegliedert und zum Teil von Nichtakademikern übernommen.

'Früherkennung' ist die beste Strategie, die unser Gesundheitswesen zurzeit im Kampf gegen die zunehmenden Killerkrankheiten zu bieten hat. Nun wird aus vollen Rohren auf den interessierten Konsumenten geschossen und das sind wir doch ab ca. 50 Jahren fast alle. Los geht es im Fernsehen am Sonntagabend mit der Sendung 'Sprechstunde', in der Geschädigte und Ärzte zum Thema Darmkrebs zu Worte kommen. Woher er kommt weiß niemand, jedoch wird eine ganze Liste von möglichen Risikofaktoren erwähnt.

Da Rauchen, Alkohol, zu fettes Essen und höheres Alter fast bei jeder Krankheit auf der Liste sind, werden über 80% der Zuschauer zum potentiellen Opfer. Es wird ihnen dringend empfohlen, den Hausarzt zu einer ersten Abklärung aufzusuchen.

Bevor ich mich entschließen kann, dies zu tun kommt am Montagabend am Fernsehen, die Gesundheitssendung 'Puls'. Da wird über Früherkennung von Brustkrebs diskutiert. Wieder werden dieselben Risikofaktoren erwähnt, jedoch in etwas anderer Gewichtung. Dazu kommt das Problem der Pillen zur Herauszögerung der Menopause. Empfohlen wird sich ab Alter 50 alle 2 Jahre einem Screening, einer Mammographie, zu unterziehen. Da ich mich als Mann nicht in der Zielgruppe befinde, wird mir der Gang zum Gynäkologen erspart.

Es kommt mir jedoch die Geschichte einer Frau in den Sinn, die sich zum besseren Verkraften der Menopause ein Hormonpräparat verschreiben ließ, und deshalb vom Gynäkologen wegen des erhöhten Krebsrisikos etwas öfter zur Mammographie aufgeboten wird.

Am Mittwoch sehe ich in einer Tageszeitung ein Inserat über Hörgeräte mit der Empfehlung ab einem gewissen Alter regelmäßig einen Arzt aufzusuchen, um die Hörfähigkeit zu testen. Am Donnerstag lese ich in der Wirtschaftspresse einen Artikel über ein Pharmaunternehmen, dessen Aktien wärmstens empfohlen werden, weil ein neues Krebsmedikament große Chancen hat von der Gesundheitsbehörde FDA in Amerika bewilligt zu werden und kurz vor der Markteinführung in diesem Milliardenmarkt steht.

Da kommt mir die Sonntagssendung über Darmkrebs in den Sinn und dass ich den Arzt anrufen sollte, aber der ist bis Montag in den Ferien. Am Freitag erscheint in der Gratiszeitung in der Rubrik Gesundheit ein Artikel „Was das Alter bringt“ mit einer Einladung zu einem Themenabend 'Männergesundheit'. Es wird empfohlen ab dem Alter von 40 sich mit den ernst zu nehmenden Krankheiten wie Prostatakrebs und Erektionsstörungen zu befassen und regelmäßig zur Kontrolle einen Arzt aufzusuchen.

Da ich dieses Alter längstens überschritten habe, notiere ich die Veranstaltung mit Vorträgen von Urologen der Universität in meinem Terminkalender. Am Samstag ist in der Tageszeitung ein Gesundheitsmagazin beigelegt, das auf 35 Seiten alle möglichen Gesundheitsprobleme behandelt und mich fürs Wochenende eindeckt.

Zufällig sehe ich in derselben Zeitung ein wiederkehrendes auffälliges Spalteninserat 'Gesundheitstipp' einer bekannten Pharmafirma diesmal mit der Empfehlung, ab dem 40. Lebensjahr sich regelmäßig zur Cholesterinkontrolle bei einem Arzt zu melden, da Cholesterin neben Rauchen, Übergewicht usw. ein wichtiger Risikofaktor zur Vermeidung von Herz-Kreislauf-Erkrankungen und Hirnschlag sei.

Das Gescheiteste ist wohl, in der folgenden Woche meinen Hausarzt einen Tag lang zu buchen, um die vergangene Woche mit ihm zu verarbeiten, den Fernseher abgeschaltet lassen und keine Zeitung mehr zu öffnen. Da mir das alles etwas auf den Magen schlägt bin ich froh, dass ich im Gesundheitsmagazin noch ein Inserat für ein nicht rezeptpflichtiges Mittel zur Linderung dieser Beschwerden sehe mit dem Hinweis „Dies ist ein Arzneimittel, lassen sie sich von einer Fachperson beraten und lesen sie die Packungsbeilage.“ Also noch ein Thema zur Besprechung nächste Woche.

Zufällig höre ich am Radio noch eine Mitteilung der Lungenliga, dass Schnarchen gefährlich sein kann. Es kann anscheinend zu Herzinfarkt, Diabetes, hoher Blutdruck und sogar Hirnschlag führen. Da kommt mir in den Sinn, dass meine Nachtruhe als Knabe oft gestört war, weil mein Vater geschnarcht hat, dass die Wände zitterten. Er hat Spitäler nur von außen gesehen und ist in hohem Alter ohne zu Schnarchen für immer eingeschlafen. Neuerdings gibt es eine praktische Lösung, eine Anti-Schnarch-Spange.

Die Lungenliga und die Ärzteschaft sind im Dilemma. Sie können diese Spange aber nicht empfehlen, weil es vorderhand noch nicht wissenschaftlich bewiesen sei, ob und bei wem sie auch wirke. Die Wissenschaft verhindert günstige und praktische Lösungen. Oder sträubt sich die Pharmaindustrie, die lieber ein Medikament für ein derart großes Gesundheitsproblem vermarkten würde?

Die Folge dieser Früherkennungs-Strategie ist die Ohnmacht durch Information, eine totale Überforderung und Verunsicherung der Konsumenten. Die ständige Sorge um die Gesundheit wird zur Krankheit. Überforderung der Hausärzte, rasant steigende Arzt- und Untersuchungskonsultationen, weiter steigende Gesundheitskosten, lachende Pharma- und Diagnostikindustrie. Das Gesundheitswesen versagt total. Es wird zum Krankheitswesen. Die Krankenkassenprämien steigen seit Jahrzehnten von Jahr zu Jahr und belasten die Haushaltsbudgets immer stärker. Damit verbleibt v.a. in unteren Einkommensschichten immer weniger für gesunde Ernährung. Eine Kompensation erfolgt durch den Konsum immer billiger werdenden Lebensmittel aus industrialisierter Landwirtschaft inklusive Fleisch aus Massentierhaltung.

Immer mehr Leute sind übergewichtig, immer mehr sogar fettleibig. Man braucht dafür keine Statistiken und Prozentzahlen zu zitieren, denn man sieht es mit dem bloßem Auge, auf der Straße, in der Badeanstalt, im Fußballstadion, überall dort, wo eine große Zahl von Menschen anzutreffen ist. Doch immer mehr Leute betätigen sich körperlich, joggen, gehen ins Fitnesscenter, immer mehr konsumieren Diät oder Light-Produkte und immer mehr befolgen die guten Ratschläge in den Medien, wie man abnehmen kann. Und wer ist der Gewinner dieses Krieges gegen Übergewicht und Fettleibigkeit?

Es sind die großen Unternehmen, die Diät- und Light-Food, Diät Pillen und alle möglichen Hilfsmittel für die Gewichtsreduktion verkaufen und mehr Geld als je zuvor machen. Es sind aber auch die Medien, die in ihrem Kampf um Marktanteile, Auflagen und Zuschauerratings eine Diätkur nach der anderen publizieren und so in einem zielgruppengerechten Umfeld Werbung für alle möglichen Hilfsprodukte platzieren können. Das Geschäft mit dem 'zu dick sein' boomt, weil es dazu führt, dass wir immer dicker werden. Es ist die perfekte Geldmaschine.

Hinter dem Scheitern der meisten Diäten steckt eine biologische Reaktion, die sicherstellen möchte, dass das Körpergewicht erhalten bleibt. Der Körper hat doch für alles einen Regulator, eine Art Thermostat. Er ist ein ziemlich vitales und zugleich stures System.

Wenn er das Lebensnotwendige nicht mehr in gewohnter Weise erhält, lässt er nichts unversucht, um das Ziel zu erreichen. Natürlich gelingt es mit Diäten schnell ein paar Kilos abzunehmen. Am Anfang ist ein großer Teil des Gewichtsverlustes bloß vermehrte Wasserausscheidung. Dann folgt oft ein Abbau von Muskelgewebe und erst dann greift der Organismus die Reservepolster bzw. das Fett an. Doch kaum ist die Diät vorbei, legt man oft wieder zu. Die meisten erreichen bald wieder ihr Ausgangsgewicht.

Trotzdem gibt es ein Erfolgserlebnis, denn man hat doch erlebt, dass mit einer Diät eine Gewichtsreduktion zu erreichen ist. Also schreitet man zur nächsten. Wer seinen Körper aber immer wieder mit Diäten zu seinem Glück zwingt, hat gute Aussichten, einen Jojo-Effekt in Gang zu setzen: der Körper legt sich nach jeder Diät ein Extra-Reservepolster zu, denn er kann ja nie wissen, wann ihm die nächste Hungersnot droht. Diäten sind eine der wichtigsten Ursachen von Übergewicht und Fettleibigkeit und somit von vielen Krankheiten, weil sie unsere natürlichen Systeme stören und durcheinander bringen.

Wenn alles nichts mehr hilft, um der Fettleibigkeit zu entgehen, dann kann nur noch der Chirurg helfen. Er kann das Fett ganz einfach herausschneiden oder absaugen, dann sind die ganz bösen Fettzellen inklusive ihren unerwünschten Speicherkapazitäten verschwunden. Das scheint logisch und klingt gut.

Was weg ist kann nicht wieder anschwellen, aber es funktioniert schlussendlich als Methode der Gewichtsreduktion auch nicht. Eine Studie an der Universität of Texas in Dallas ergab, dass die Hälfte der Patienten nach sechs bis 24 Monate sogar schwerer war als vor der Fettabsaugung. Das Fett tauchte allerdings weniger an den Stellen auf, an denen es vorher entfernt worden war sondern dort wo es noch Fettzellen gab (bei Frauen zum Beispiel an den Brüsten) oder an Stellen, wo auch der kosmetische Chirurg nicht mehr viel ausrichten kann oder mag, nämlich zwischen den Organen.

Weil die Produkte und Leistungen so erfolglos sind und weil die Menschen trotz oder besser wegen der Diäten immer dicker werden, brauchen sie immer neue Rezepte, Kuren und Produkte. Das ist wie bei Drogen, eine Sucht und die führt zu chronischem Stress. Dauerstress wiederum bringt unsere natürlichen Regulatoren aus dem Tritt, schwächt das Immunsystem und macht uns deshalb für Krankheiten anfälliger. Der Mensch in der Überflussgesellschaft wird zum Diätjunkie.

„Ausgewogene Ernährung und genügend Bewegung sind nicht nur wichtig für einen hohen Grad an Wohlbefinden und Lebensqualität. Sie tragen auch wesentlich zur Vorbeugung zahlreicher Krankheiten bei“. So steht es im Vorwort des mehr als tausendseitigen Ernährungsberichtes der Schweizer Gesundheitsbehörden.

Es ist ein beeindruckendes Werk, das zeigt, dass wir trotz den guten Ratschlägen und des enormen Wissens immer kränker werden. Jedes Medium vom Fernsehen über Radio, Zeitungen und Zeitschriften, ist voll gepackt mit Ratschlägen und Artikel über gesunde Ernährung. Der Buchhandel widmet diesem Thema mehrere Laufmeter in ihren Regalen und präsentiert ein Bestseller nach dem anderen. Die Ernährungspyramide zeigt auf vereinfachte Weise, wie wir uns ausgewogen und gesund ernähren sollten. Soweit alles klar, aber wie funktioniert denn das im Alltag?

Nehmen wir das Beispiel einer Normalfamilie mit zwei Kindern. Sie wohnen in einem Einfamilienhaus im Ballungsgebiet einer Großstadt. Mann und Kinder gehen frühmorgens nach einem kleinen Frühstück aus dem Haus, der Mann und eines der Kinder isst im Geschäft bzw. in der Schule, das andere Kind und die Mutter nehmen mittags eine Kleinigkeit und abends ist dann zuhause die Hauptmahlzeit, normalerweise nicht vor 18:30 Uhr zubereitet.

Bei diesem Tagesablauf gibt es schon mal die ersten Probleme, denn die guten Ratschläge sind doch gut Frühstücken, Hauptmahlzeit am Mittag und abends nicht zu spät nicht zu viel. Dennoch versucht die Frau wenn möglich für das Abendessen sich nach den Richtlinien zu verhalten.

Da kommt sie aber in arge Schwierigkeiten, denn Fleisch sollte es nicht jeden Tag geben und anstelle von Fleisch doch lieber Fisch, wegen den so wunderbaren Omega-3 Fettsäuren, die anscheinend die Eskimos so gesund machen. Gelesen hat sie zwar auch schon, dass Kinder mehr Proteine benötigen als Erwachsene, weil diese für den Aufbau des Körpers wichtig sind. Für das eine Kind und sich selber hat sie doch ein recht gutes Gefühl für die Einhaltung der Richtlinien, denn sie hat ja Kontrolle über die Mahlzeiten des ganzen Tages.

Der Mann und das ältere Kind essen über Mittag meist in der Kantine. Dort geht es aber den Anbietern nicht um die Einhaltung der Ernährungsempfehlungen sondern darum, möglichst preiswertes und gut schmeckendes Essen anzubieten. Um diese zwei Familienmitglieder ausgewogen und gesund zu ernähren, müsste die Hausfrau jeden Tag die genaue Zusammenstellung des Mittagsmenüs kennen.

Dann gibt es noch das Problem des Cholesterins. Da beide Erwachsene um die 40 Jahre alt sind, sollte man doch bereits darauf achten und dementsprechend die richtigen Fettsäuren zu sich nehmen. Ganz einfach, die sind ja auf vielen Produkten auf der Verpackung deklariert. Darauf könnte man ja beim Einkauf ein Augenmerk legen. Nur beim Kuchen aus der Konditorei, beim Blätterteig, beim Essen in der Kantine habe ich ja diese Angaben nicht, also ist es wertlos sich darüber große Gedanken zu machen.

Es würde also auch nichts nützen, alle Ernährungsempfehlungen in einen Computer einzugeben und dann das Verzehrte mit den Vorgaben zu vergleichen, weil die Informationen auf den Nahrungsmitteln nicht oder nur ungenügend vorhanden sind. In einem Artikel mit Abbildung der Ernährungspyramide lese ich: „Das ideale Eiweiß-Kohlenhydrat-Verhältnis liegt bei drei zu vier Teilen; der tägliche Eiweißbedarf eines Erwachsenen beläuft sich auf 0.8 bis 1.2 Gramm pro Kilogramm Körpergewicht.“ Und betreffend täglicher Bewegung lese ich von einem Professor: „Zuerst muss man herausfinden, wie viel sich jemand bewegt. Und zwar mit einem Schrittzähler, also einem Pedometer. Ideal sind 11.000 Schritte pro Tag. Damit können wir das Gewicht halten.“ Der Computer als Lösung für das äußerst komplexe Problem, gesunde Ernährung und Bewegung?

Die Ernährungsberater scheitern an ihrer komplexen Botschaft. Die Verbraucher sind von der Komplexität überfordert. Sie können die Flut der Informationen, obwohl einleuchtend, nicht ordnen und verarbeiten. Sie haben keine andere Wahl als sich in die Obhut der Anbieter zu begeben, der Lebensmittel- und Getränkeindustrie. Die sollten es doch wissen.

Sie haben Heerscharen von Forschern, die herausfinden, welche Rohstoffe, Zutaten, Vitamine, Wirkstoffe usw. Gesundheit versprechen. Ihre Marketingabteilungen erspähen die Sorgen und Gesundheitsprobleme der Konsumenten. Sie entwerfen die entsprechenden Nahrungsmittel als Lösung. Sie nennen es Diät-, Light-, Functional-, Bio-, Natura- Food. Food Firmen haben aber nur ein Ziel: Geld und Profit zu machen. Und das gelingt vor allem, wenn große Mengen zu einem möglichst hohen Preis verkauft werden können. Konsumenten sind bereit, einen hohen Preis zu bezahlen, wenn das Produkt ihnen einen hohen Nutzen verspricht. Und was gibt es für einen höheren Nutzen als die Gesundheit?

Anders als die nicht gewinnorientierten Organisationen oder staatliche Behörden ist die Lebensmittelindustrie sehr gut im Überzeugen. Sie überzeugen, dass die Wissenschaft besser als die Natur ist.

Die Wissenschaft ist nicht besser als die Natur, aber sie hilft den Nahrungsmittelproduzenten dabei, mehr Geld zu machen. Ein gutes Beispiel ist die Margarineindustrie. Jahrelang haben sie gesagt, dass Margarine besser sei als natürliche Butter, weil die mehrfach ungesättigten Fettsäuren das Cholesterin im Blut senken würden und somit einen wesentlichen Beitrag zur Verminderung des Herzinfarktrisikos leisten. Diese These wurde von allen wichtigen Gesundheitsbehörden gestützt und daher der Margarine diese Aussage in der Werbung erlaubt.

Sie trat deshalb in vielen Ländern einen rauschenden Siegeszug an vor allem zu Lasten der natürlichen Butter. Mit dem Vorbild der Pharmafirmen wurden Ärzte, die ja kaum je etwas von Ernährung gehört hatten, mit dieser Argumentation überzeugt, Patienten mit zu hohem Cholesterinspiegel Margarine als Brotaufstrich zu empfehlen, was die Kassen der Produzenten voll schwemmte.

Was jedoch von der Margarineindustrie jahrelang verschwiegen wurde, war die Tatsache, dass bei der Herstellung ein Teil der Öle gehärtet wurde. Bei dieser Hydrierung (Anreicherung mit Wasserstoff) entstehen auch Fettsäuren, die in der Natur nicht oder nur in äußerst geringen Mengen vorkommen: die so genannten Transfettsäuren.

Einst wurden sie als gesündere Alternative zu Butter gefeiert. Diese stehen nun in dringendem Verdacht, dass sie die Arterien beschädigen und auf diese Weise Herzinfarkte verursachen können. Das verteufelte Cholesterin versucht einzig die spröden Gefäßwände zu reparieren, was dann zu Arteriosklerose oder Verstopfung der Arterien führen kann. Forscher machen sie nun sogar verantwortlich für Diabetes, Asthma und Alzheimer – und jährlich bis zu 100.000 Todesfälle.

Mittlerweile hat die Margarineindustrie die Gefahr erkannt und sorgt für geringere Transfettsäuregehalte in ihren Produkten. Ob das den Menschen etwas nützt, die seit mehr als 20 oder 30 Jahren auf dem Margarinetrip sind, darf jedoch bezweifelt werden.

So werden wissenschaftliche Erkenntnisse je nach Interessenlage über den Haufen geworfen und neue ins Leben gerufen. Inzwischen ist in den USA eine reine Transfett-Hysterie ausgebrochen. Das Institute of Medicine setzt den Toleranzwert bei Null an. Kaffeehaus und Fast-Food-Ketten verzichten in ihren Backwaren und Frittierölen bereits gänzlich auf Transfettsäuren. Die großen Agrarfirmen arbeiten mit Hochdruck an Ölsaaten wie Soja mit veränderter Fettsäurezusammensetzung, um sie auch ohne Härtung stabiler zu machen. Ob das auch ohne Gentechnologie möglich sein wird?

Die Gesellschaften für Ernährung, wie die Schweizerische und die Deutsche, haben das ganze Ernährungsproblem zu vereinfachen versucht. Sie haben die Ernährungspyramide erfunden. Auf sechs Stufen ist mit Bildern abgedrückt, welche Lebensmittel von viel bis wenig konsumiert werden sollen, um ein gesundes Leben zu gewährleisten. Zudem sind zum Teil auf den Seitenflanken ein Radfahrer, ein Treppensteiger und ein joggende Frau abgebildet, um der Ernährungsbotschaft noch eine Bewegungs- bzw. Kalorienverbrauchsdimension zu geben.

Ich muss mich schon sehr bemühen herauszufinden, welches Bildchen welche Art von Lebensmittel bedeutet. Am einfachsten zu erkennen ist die unterste Stufe von Produkten, die „reichlich verteilt über den ganzen Tag“ konsumiert werden sollte. Da finde ich Wasser, Tee und andere undefinierte Flüssigkeiten.

Früher, ohne Ernährungspyramide, haben wir getrunken, wenn wir Durst hatten. Der Körper hat sich automatisch gemeldet, wenn über die feste Nahrung – selbst trockenes Brot enthält bereits Wasser - nicht genügend Flüssigkeit aufgenommen wurde.

Heute ist die Empfehlung ein bis unendlich viel Liter jeden Tag zu trinken. Ich sehe nur noch Leute mit PET-Flaschen auf der Straße herumlaufen. Wahrscheinlich ist das richtig, weil wir uns mehr als je zuvor in unserer menschlichen Geschichte von den zu uns genommenen Giften befreien müssen, Chemikalien und Zusatzstoffe, die wir über die Lebensmittel zu uns nehmen und über die Nieren wieder ausschwemmen müssen.

Die Nieren werden so immer mehr überfordert. Nierenleiden und Nierentransplantationen haben einen ungeheuren Höhenflug. Zudem kommt, dass das oft empfohlene Leitungstrinkwasser vergiftet ist. Es vergeht kaum eine Woche ohne Pressemeldung über Verunreinigungen mit gesundheits- und krebsfördernden Substanzen, die aus alten Chemiemülldeponien oder sonst irgendwoher stammen.

Süßgetränke sind keine tauglichen Durststiller, sondern nur Dickmacher. Da gehört auch Eis-Tee dazu. Unter dem Deckmantel von 'gesundem' Tee sind sie nichts Weiteres als Zuckerlösungen mit Tee- und anderen Aromen oder als Light Version mit künstlichen Süßstoffen wie Aspartam, NutraSweet und Sacharin.

Sie sind vor vielen Jahren überzeugt worden, dass diese chemischen, unnatürlichen Süßmacher viel besser für Ihre Gesundheit seien als natürlicher Zucker. Sie werden in allen möglichen Light-Produkten wie vor allem Süßgetränken als Zuckerersatz eingesetzt und sollen Sie so vor übermäßigem Kalorienkonsum bewahren. Künstliche Süßstoffe gehören zu den größten Giften, die Sie in ihren Körper aufnehmen können. Sie können allerlei gesundheitliche Schäden verursachen. Lassen Sie die Finger davon!

Vor rund einem Vierteljahrhundert hat man bemerkt, dass die Einwohner im Mittelmeerraum anscheinend viel gesünder sind und kaum an Herz-Kreislauf-Erkrankungen leiden als wir in Mittel- und Nordeuropa. Man konnte das klar mit ihrer anderen Ernährungsweise erklären. Sie haben mehr Fisch gegessen, statt Butter Olivenöl und dazu immer Rotwein getrunken.

Damit war klar, was unsere Ernährungsberater vermehrt in unsere Speisepläne einbauen müssen. Ich habe in jener Zeit fast fünf Jahre in Spanien gelebt und in der Geschäftsleitung eines der größten internationalen Lebensmittelkonzerne für die Vermarktung ihrer so bewährten Produkte verantwortlich.

Ich habe studiert und persönlich erlebt wie sich der normale Spanier ernährt hat. Außer einem Kaffee gab es kaum etwas zum Frühstück. Um 2 Uhr war der Hunger riesig groß und abends wurde kaum vor 20 Uhr gegessen, bei besonderen Gelegenheiten auch erst gegen Mitternacht.

Auch in den vom Meer abgelegensten Orten hat man Fisch und alle möglichen Arten von Meerestieren in größten Mengen konsumiert, trotz hohem Cholesteringehalt. Fleisch in Hülle und Fülle. Am Sonntag ist man viele Kilometer gefahren um in einem bekannten Ort bzw. Restaurant ein rosafarbiges Kalbs-Chuleta (nicht wie bei uns 'künstlich' erzeugtes weißes Fleisch) oder einen Ziegenbraten zu essen.

Olivenöl über alles, auch übers Brot als Schmiermittel anstelle von Butter. Als Vorspeise am Liebsten direkt von der Keule dick geschnittener fetter Rohschinken von Schweinen, die speziell dafür natürlich gefüttert wurden (Jamon Jabugo oder Pata Negra von mit Eicheln gefütterten Schweinen). Dazu genügend Rotwein aus Rioja und als Dessert ein Flan (karamellisiertes Zuckerdessert) gefolgt von Cognac und bei besonderen Anlässen eine Zigarre.

Auch wenn nicht jeden Tag so gegessen wurde, so war doch unsere moderne Ernährungspyramide total auf den Kopf gestellt. Auch die normale Tagesessensgewohnheit mit viel Eiern, anderen Proteinen und relativ wenig Früchten und Gemüse konnte sie nicht mehr ins Lot bringen. Und geraucht wurde mehr als ich je auf der Welt irgendwo gesehen hatte. In den Büros, öffentlichen Gebäuden, Restaurants usw. keine Rauchverbote.

Wir in der Lebensmittelindustrie haben versucht, den Spaniern beizubringen, dass Margarine besonders gesund sei und sie es aufs Brot streichen sollten, dass Sonnenblumenöl cholesterinsenkend sei und deshalb gesünder als Olivenöl.

Das Öl haben wir raffiniert, erhitzt, gebleicht, gefiltert, das heißt ihm alle natürlichen Stoffe entzogen und zum Teil gehärtet, das heißt gesundheitsschädliche Transfettsäuren gebildet, damit es zu streichbarer gesunder, cholesterinsenkender Margarine verarbeiten konnten.

Wir haben den Schinken abgepackt, Konservierungsmittel und Pökelsalze zugefügt, damit er länger haltbar ist, Wasser reingepumpt, damit er mehr ausgab und Geschmacksverstärker zugegeben, damit er trotzdem gut und nach noch mehr schmeckt.

Wir haben es verstanden, ihnen alle Convenience-Produkte ('bequem' vorgefertigte Produkte) unserer mitteleuropäischen Gesellschaft schmackhaft zu machen und heute unterscheidet sich die Produktpalette in den großen Supermärkten in Spanien natürlich mit Hilfe der EU Zugehörigkeit kaum mehr von der unsrigen.

Und die Folge: auch das Krankheitsbild ist dem unsrigen in Mitteleuropa immer ähnlicher. Die Spanier holen insbesondere bei Herz-Kreislaufproblemen, Krebs und allen anderen Zivilisationskillern mächtig auf. Es ist offenbar nicht ein bestimmtes Verhältnis von Kohlehydraten zu Fetten und Proteinen und die von den Gesundheitsbehörden abgesegneten Produktzusammensetzungen und Ernährungsempfehlungen, was unsere Gesundheit garantiert sondern die Natürlichkeit, die Echtheit, die Unverfälschtheit der Nahrungsmittel mit genügend Vitaminen, Mineralstoffen und Spurenelementen.

Mit der Ernährungspyramide, den voll geschriebenen Verpackungen sowie den Gesundheit versprechenden Werbebotschaften wiegen wir uns in falscher Sicherheit.

Wie kann sich nun aber die Allgemeinheit, also der Konsument, vor gesundheitsschädigenden Produkten oder unwahren Anpreisungen und übertriebenen Werbebotschaften schützen? Letztlich tragen wir, die Öffentlichkeit, die Allgemeinheit, die Verantwortung selbst. Wir haben entweder indirekt oder auf dem Weg über die Politiker die Macht, gesundheitsschädliche Verhaltensweisen von Unternehmen zu verhindern oder zu korrigieren.

Das Problem ist jedoch, dass die Politiker und die von ihnen eingesetzten Behörden gar nicht im Stande sind, das Tempo der Wissenschaft mitzuhalten und all die Neuigkeiten zu beurteilen. Sie haben schon gar nicht dieselben Leute und deren Qualität der Erfinder zur Verfügung. Zudem werden sie von der Industrie mit Bewilligungsanträgen überflutet.

Mit den entsprechenden Studien wird praktisch alles bewiesen und durchgebracht. Die wichtigsten Märkte USA, Europa und Japan bestimmen mit ihren Behörden (FDA, EMEA, MDEC) die Weltzulassung von Arzneimitteln. Was in Amerika erlaubt wird, gilt für den Rest der Welt oft als Vorbild. Eine kranke Nation als Vorbild!

Die Pharmaindustrie hat die amerikanischen Behörden zu ihren Marionetten gemacht und über Jahre die Bevölkerung im Glauben gelassen, dass sie nahe dran sind, Wunderdrogen zur Elimination von Krankheiten und zur Verlängerung des Lebens zu produzieren.

Geschafft haben sie fast gar nichts. Nur sehr wenige der degenerativen Krankheiten haben sie ausrotten können. Es gibt mehr Krebs, Alzheimer, Diabetes usw. als je zuvor. Sie haben das Rheumamittel 'Vioxx' erlaubt, inklusive der Anpreisung mit den tollsten Werbesprüchen im Fernsehen und damit viele Konsumenten hingerichtet, weil das Medikament als Nebenwirkung kardiologische Komplikationen verursachte. Es musste schlussendlich vom Markt genommen werden, um nicht die ganzen Rheumakranken auf der Welt mit Herzproblemen hinzurichten.

Auch im Lebensmittelbereich sind die Gesundheitsbehörden stark beschäftigt, Bewilligungen zu erteilen für Produkte, die ein Risiko für die menschliche Gesundheit bedeuten, aber viel Geld für die Industrie generieren. Sie haben zum Beispiel 'Olestra' bewilligt, ein neuer Fettersatzstoff, der helfen soll, die überflüssigen Pfunde zu vermeiden. Aber da wird es Probleme geben: 'Olestra' geht unverdaut durch den Körper (deshalb gibt es ja auch keine überflüssigen Pfunde), aber es kann Krämpfe und Durchfall verursachen und dem Körper die so wichtigen fettlöslichen Vitaminen entziehen. Es ist ein so attraktives Produkt für das übergewichtige, kranke Amerika, dass es, wird es genügend konsumiert, tausende Fälle von Prostata-, Lungenkrebs und Arterienerkranken geben wird, wie ein Harvard Wissenschaftler schätzt. Das wird wohl ein medizinisches Massaker.

Ein mit so vielen negativen Begriffen belastetes Produkt wie Fett quasi zum Heilmittel zu machen, das hat sich die Margarineindustrie schon vor vielen Jahren zum Ziel gesetzt. Wenn Fett den Cholesterinspiegel im Blut senken kann und das als großer Risikofaktor für einen Herzinfarkt verkauft werden kann, dann ist das ein hervorragendes Geschäft.

Mit hunderten von Studien sind die Gesundheitsbehörden mit Hilfe der WHO (Weltgesundheitsorganisation) überzeugt worden, dass dem so ist. Mit Statistiken und vor allem Korrelation wird alles 'bewiesen', aber Korrelation ist nicht zu verwechseln mit Ursache.

Wenn beispielsweise mangelnde körperliche Trägheit eine Ursache für den Infarkt ist, dann findet sich natürlich auch eine Korrelation mit Übergewicht. Und Übergewicht mit hohem Cholesterinspiegel usw. Schlussendlich korrelieren praktisch alle unsere Zivilisationskrankheiten und auch die Selbsttötungsrate (Suizidrate) mit hohem Wohlstand. Toll, aber das bringt uns in der Frage der Ursache und Vermeidung überhaupt nicht weiter.

Auf jedem abgepackten Lebensmittel finden Sie eine ellenlange Liste mit Zusammensetzung und Inhaltsstoffe. Früher waren auf den Packungen Blümchen und Ornamente, damit es schön sympathisch aussah, heute hat es kaum mehr Platz für all den Text. Namen, Texte, die man nicht aussprechen kann, machen einem sehr stutzig und zum Teil werden solche Namen einfach durch nichts sagende E-Nummern ersetzt oder ergänzt. Es ist für den Konsumenten schlicht unmöglich zu entscheiden, was von diesen Zusatzstoffen 'chemisch' oder 'schädlich' ist.

Das sollte ihm jedoch von den Behörden und Gesundheitsämtern abgenommen werden. Es ist unglaublich, was da alles bewilligt ist, obwohl die Wirkung nicht endgültig abgeklärt wurde, wie auch von öffentlicher Seite zugegeben. Substanzen wie Kaliumhexacyanoferrat, Cyclamat, Saccharin, Aromastoffe für geräuchertes Fleisch können unmöglich als 'unbedenklich' bezeichnet werden.

Nitritpökelsalz wird umfangreich als Konservierung- und Farbstabilisierungsmittel in Wurstwaren eingesetzt, obwohl wissenschaftlich bewiesen ist, dass es im Körper mit Eiweißstoffen Nitrosamine bildet, die Krebs erregen können. Man sagt mir bei den zuständigen Stellen, dass sie nicht unumstritten seien und eine mengenmäßige Einschränkung empfohlen würde. Wer schränkt dieses krebserregende Mittel aber ein? Ich finde kein Wurstwarenprodukt mehr ohne Pökelsalz und beim Metzger über die Theke ist es ja nirgends deklariert.

Bei der zweitgrößten Einzelhandelskette der Schweiz findet man Pökelsalz, Konservierungsmittel, E-Nummern, Geschmacksverstärker auf Fleischerzeugnissen, die mit dem Label 'Naturaplan' versehen sind. Die einstigen Vertreter der Konsumenteninteressen fangen an, ihren Kunden unter dem Deckmantel 'Natur' zu täuschen das heißt Fleisch von artgerecht gehaltenen Tieren mit gesundheitsschädlichen Zusatzstoffen zu verkaufen.

Von den in der Schweiz ca. 300 bewilligten Zusatzstoffen in Lebensmitteln gibt es bei fast einem Drittel den Vorbehalt, dass sie nicht abschließend beurteilt werden können, allergische Reaktionen auslösen oder die so wichtige Kalziumaufnahme behindern. In Deutschland wird Wurst von 'Naturland' mit dem gesundheitlich umstrittenen Farb- und Konservierungsmittel Nitropökelsalz versehen, das beim viel teureren 'Demeter' verboten ist. Mit dem Preis steigt offenbar auch die Verlässlichkeit.

Es ist klar, dass Zigaretten schlecht für die Gesundheit sind. Aber es ist das einzige Produkt in unserer zivilisierten Welt auf dem die meisten Inhaltsstoffe nicht deklariert werden müssen. Ist die Tabakindustrie der bessere Geldgeber der politischen Parteien als die Lebensmittelindustrie?

Ich weiß es nicht, aber ich kann mir vorstellen, dass die Schadstoffe in Lebensmitteln ebenso zahlreich und groß sind wie bei Zigaretten. Vielleicht wird man bald mal auch auf Lebensmitteln deklarieren müssen: „Essen kann ihre Gesundheit schädigen“ oder sogar „Essen ist tödlich“. Es gibt auch in Lebensmitteln so viele Schadstoffe, die nicht deklariert werden müssen wie Aflatoxine, Antibiotika, Insektizide, Herbizide, Kortisone, Schwermetalle, Strahlung usw. Zum Beispiel wird bei der Pflanzenölgewinnung nach dem Auspressen der Saaten (wie Sojabohnen) das Lösungsmittel Hexan eingesetzt, um den letzten Tropfen Öl noch aus der Saat rauszubekommen. Es kann doch niemand behaupten, dass da nicht noch Rückstände im konsumierten Endprodukt zurückbleiben. Deklariert muss es aber nicht werden.

Andererseits werden auf Verpackungen Abbildungen abgedruckt, die klar täuschend sind und falsche Tatsachen vorgaukeln. Zum Beispiel werden auf dem Becher des Erdbeerjoghurt ganze Erdbeeren abgebildet, wo doch der Fruchtgehalt nur etwa bei einem Prozent liegt, das heißt im Durchschnitt eine halbe Frucht pro 250-Gramm-Becher.

Der Rest sind Aromen, Zucker und Fruchtstücke vorwiegend aus Obstabfällen und Pressrückständen. Auf einem tiefgefrorenen Fischprodukt ist ein festes, hartfleischiges Seelachsfilet abgebildet mit der aus der Gourmetküche verwendeten Bezeichnung 'meunière'. Darin findet man aber einen aus Fisch geformten Brei mit Paniermehl überzogen, den man gar nicht beißen muss. Man könnte zu diesem Thema mit weiteren Beispielen aus der Lebensmittelbranche Seiten füllen. Warum werden solche Täuschungen erlaubt?

Das absolut Absurdeste, was heutzutage in diesem Regel- und Deklarationenchaos geschieht, ist das Zigarettenbeispiel. Nach Jahren von Gesundheitswarnungen auf Verpackungen und in der Werbung kommt man zur klaren, unmissverständlichen Deklaration des Produktendnutzens „Rauchen ist tödlich".

Ein Produkt ist zum Verkauf zugelassen, das Menschen tötet! Und als Alibi werden Maßnahmen erlassen, um den Konsum zu erschweren, mit Rauchverboten an allen möglichen Orten. Andererseits werden auf Lebensmitteln Gesundheits-Anpreisungen zugelassen. Auf Fetten und Margarinen zum Beispiel findet man den Hinweis 'cholesterinsenkend'.

Wenn ich einen zu hohen Cholesterinspiegel im Blut habe, so muss ich doch annehmen, dass ich von einem Produkt, das eine Senkung verspricht, möglichst viel konsumieren muss. Je mehr man aufs Brot streicht, desto mehr sinkt der Cholesterinspiegel!? Wohl kaum.

Fette und Margarinen, auch wenn sie pflanzlich sind, enthalten sehr viele Kalorien und sollten gemäß Ernährungsempfehlungen mit Vorsicht konsumiert werden, da sie doch zu Übergewicht führen. Zudem enthalten sie sehr oft die gefährlichen Trans-Fettsäuren, die nach den neuesten Studien das Risiko eines Herzinfarktes massiv erhöhen.

Sie entstehen durch die industrielle Ölhärtung, um flüssige Öle in feste Fette zu verwandeln, die beim Erhitzen eine höhere Stabilität erreichen. Fleischerzeugnisse wie Wurstwaren werden unter einem Namen verkauft, der 'natürlich' kommuniziert, obwohl sie Konservierungsmittel, Geschmacksverstärker oder krebserregende Zusatzstoffe wie Nitritpökelsalze enthalten, ohne dass der Konsument auf die tödlichen Risiken aufmerksam gemacht wird.

Das alles und noch vieles mehr tolerieren unsere Gesundheitsbehörden unter dem Druck der Industrie, die ihre gewinnträchtigen Ideen und Produkte mit enormer finanzieller Unterstützung an den Konsumenten bringt.

Die Allgemeinheit scheint mit ihren verfügbaren demokratischen Mitteln zu versagen. Sie versinkt in der Komplexität und der Flut von täuschenden, unklaren oder missverständlichen Werbebotschaften und Anpreisungen, die auf sie prasseln.

Zum Schutz der Konsumenten und Verbraucher werden immer neue Gesetze, Richtlinien und Regeln erlassen sowie Verhaltensempfehlungen über alle verfügbaren Medien gemacht. In diesem Dschungel sind alle Beteiligten überfordert. Bald werden wir Regeln brauchen, wie wir all diese Regeln regeln und Empfehlungen, wie wir mit all den Empfehlungen umgehen sollen, sowie Kontrolleure, die die überforderten Kontrolleure kontrollieren.

Resultate von wissenschaftlichen Studien werden mit neuen Studien widerlegt. Wir werden Studien brauchen, die die glaubwürdigen von den unglaubwürdigen unterscheiden. Der Mensch mit seinem nur dreidimensionalen Gehirn kann diese ungeheure Flut von Informationen, die ihn gesund erhalten oder eben nicht, gar nicht mehr aufnehmen und entsprechend verarbeiten. Ohnmacht durch Information! Es wird soweit kommen, dass man den gut gemeinten Empfehlungen von Ämtern und Wissenschaftlern ganz einfach nicht mehr glaubt und befolgt.

Der Mangel an Gottes Gaben

In unserer Zivilisation tritt die Natur immer mehr an die Stelle Gottes und wird – wenn man sie nicht stört oder zerstört – die Keimzelle aller wirklichen Wunder.

Wenn wir gesund bleiben wollen, müssen wir alle Kräfte und Energien der Natur bewusst nutzen. Alle Lebewesen, so auch wir Menschen, hängen von den Pflanzen ab. Alle atmen wir die von ihnen gereinigte Luft. Das Kohlendioxid (CO_2) welches wir als Abfallprodukt ausatmen wird von den Pflanzen aufgenommen und uns durch den Einfluss von Licht und Sonne in Form von Traubenzucker und Sauerstoff wieder zurückgegeben.

Es ist ein wunderbarer biologischer Ablauf, der im Gleichgewicht behalten werden muss und für den wir Sorge tragen müssen. Sauerstoff ist das A und vor allem O unseres menschlichen Lebens. Auf viele Nährstoffe können wir über mehr oder weniger lange Zeit verzichten, auf Sauerstoff jedoch keine drei Minuten.

Frische Luft, den Körper durch Spazieren, Laufen mit Sauerstoff nähren wird überall gepredigt. Aerobes Training, das heißt den Körper auf Sauerstoffaufnahme trainieren, ist das Credo jedes Leistungssportlers. Viele Dopingmethoden in den Ausdauersportarten zielen auf vermehrte Sauerstoffzufuhr, um mehr Muskelenergie zu produzieren.

Jedes Chemiebuch lehrt, dass Sauerstoff sehr reaktionsfähig ist, Stoffe wie z.B. Fette an der Luft zersetzt oder über die Atmung den Stoffwechsel in lebenden Organismen ermöglicht. Die Verbrennung, bei der Energie in Form von Licht und Wärme freigesetzt wird, ist wohl die typischste Reaktion mit Sauerstoff. In der Luft, die die Erde als gasförmige Hülle umgibt, hat der Sauerstoff einen Anteil von ca.

21%. Der Rest ist praktisch Stickstoff, das Gegenstück, das wenig Neigung hat mit anderen Stoffen zu reagieren. Daher auch der Name: Stickstoff 'erstickt' die Flamme eines brennenden Stoffs.

Ein weiterer natürlicher Energielieferant, den wir nicht anfassen können und nicht bewusst konsumieren, ist das Sonnenlicht. Kein Lebewesen, keine Pflanze auf der Erdoberfläche überlebt ohne es.

Sonneneinstrahlung auf unsere Haut, Gesicht und Augen produziert in unserem Körper Hormone und Vitamine, die für die Aufnahme von Nährstoffen und Mineralien verantwortlich sind. Sonnenlicht ist ohne Zweifel entscheidend für ein gesundes Leben.

Leider haben die technologischen Fortschritte die letzten zwei bis drei Generationen ermutigt, einen großen Teil ihres Lebens unter künstlichem Licht zu verbringen, das sich deutlich vom Sonnenlicht unterscheidet. Nur volles unfiltriertes Sonnenlicht, das nicht durch Sonnenbrillen oder Sonnenschutzmittel abgeblockt wird, kann seine vitale Rolle für den Unterhalt eines ausgewogenen Hormonsystems spielen.

Der Mangel an Sonne ist sehr wahrscheinlich verantwortlich für eine ganze Menge von Krankheiten vor allem Krebs. Das klingt sehr widersprüchlich, wenn man all die medizinischen Warnungen bezüglich Sonnenbestrahlung hört. Aber es ist eine Tatsache, dass nackte Schwarze in Afrika, die den ganzen Tag der Sonne ausgesetzt sind, keinen Krebs bekommen, während schwarze Amerikaner, die die Sonne meiden wie die Pest, eine dreimal höhere Krebsrate aufweisen als die sonnenanbetenden Weißamerikaner.

Es gibt zweimal soviel Brustkrebs in den nördlichen Bundesstaaten Amerikas wie in den südlichen und Prostatakrebs steigt zwischen der Mexikanischen Grenze und der Kanadischen um fast 300%. Wenn Sonne Hautkrebs auslöst, so ist das wahrscheinlich eher auf Gift und Chemikalien in den Sonnenschutzmitteln zurückzuführen oder das Opfer ist ein weißer Albino, der bereits ein paar andere

Krankheiten durchgemacht hat, die auf Mineralstoffmangel zurückzuführen sind.

Natürlich soll der blonde Nordländer, dessen weiße Haut nicht die nötigen Pigmente zum Schutz hat, nicht den ganzen Tag am Äquator in der Sonne liegen. Das verbrennt seine Haut und Verbrennungen haben sicher nichts mit Gesundheitsförderung zu tun.

Interessant ist aber schon, dass Menschen aus weniger sonnenreichen Gebieten der Erde, wie die nördliche Hemisphäre, sich immer nach Sonne und Wärme sehnen und das Gefühl haben, dass es ihnen gut tut. So habe ich von Krebspatienten gehört, dass es ihnen in Florida oder anderen Sonnengegenden viel besser gehe und sich wohler fühlen als im nördlichen Europa. Der Körper hat offenbar ein System, das Nährstoffmängel anzeigt und ein Bedürfnis für die Befriedigung weckt.

Sauerstoff und Sonnenlicht sind so genannte freie Güter, für deren Verbrauch wir nichts zu bezahlen haben. Sie haben keinen Preis. Vielleicht sollten man ihnen einen geben, damit wir uns um deren Qualität mehr kümmern. Aber das ist ein anderes Thema.

Viel wichtiger sind uns die Gottesgaben, die wir kaufen können. Es sind dies die Nahrungsmittel, die wir in Kohlenhydrate, Proteine und Fette einteilen. In welchen Produkten wir diese finden und wie viel, wie oft wir davon konsumieren sollen, finden wir vereinfacht dargestellt in der Ernährungspyramide, die in jedem Gesundheitsartikel, in jedem Medium, in jedem Ernährungsbuch publiziert ist. Sie sind die eigentlichen Energiespender, die in Kalorien gemessen werden.

Um sie im Körper wirksam zu machen, braucht es aber noch Zündstoffe. Es sind dies die Vitamine, Mineralien und Spurenelemente, die wenn möglich in den gekauften Nahrungsmitteln vorhanden sein sollten.

Nun wird es richtig kompliziert und für den Normalsterblichen absolut unmöglich – trotz allen Produktdeklarationen –, für seinen (und den im Familienkreis zu sorgenden) individuellen Biomechanismus die richtige Menge, Mischung, Qualität zu finden.

Mineralstoffe und Spurenelemente sind für unsere geistige und körperliche Gesundheit und unser Wohlbefinden absolut lebenswichtig, wie die Vitamine – und fast immer in enger Zusammenarbeit mit ihnen. Vitamine allein erzielen im Organismus praktisch nichts, sondern nur in engstem Zusammenspiel mit den Mineralien und Spurenelementen.

Alle Gewebe und Körperflüssigkeiten wie das Blut enthalten unterschiedliche Mengen an Mineralien. Mineralien sind Bestandteile von Knochen, Zähnen, Muskeln und Nervenzellen. Während der Körper einige Vitamine selbst herstellen kann, wie zum Beispiel Vitamin D mit Hilfe des Sonnenlichts, muss er Mineralien, Spurenelemente und bestimmte Vitamine immer wieder mit der Nahrung aufnehmen.

Noch durchschaut die Wissenschaft längst nicht alle biologischen Aktivitäten und Schutzwirkungen dieser Stoffe, die Gottes Gaben sind und fast ausschließlich von Mutter Erde und aus dem Meer kommen. Bis noch vor wenigen Jahren haben wir kaum über die vitale Bedeutung dieser Substanzen gesprochen.

Von Selen und Zink ist noch immer kaum die Rede, obwohl in der wissenschaftlichen Welt bereits Tonnen von Material existiert, die sie als hoch potente Antioxidanzien, als Radikalenfänger oder Krebsschutzfaktoren ausweisen.

Kalzium wird vor allem in Zusammenhang mit Knochenbildung und Osteoporose gebracht, jedoch ist von seiner bedeutenden Wirkung in Bezug auf die Zellenfunktion und somit der Krebsvermeidung noch kaum die Rede. Vielleicht deshalb nicht, weil es natürliche Substanzen sind, dessen Wirkung in scharfer Konkurrenz zu Medikamenten stehen.

Viele dieser Substanzen werden nur in kleinsten Mengen, in Mikrogramm-Tagesrationen gebraucht. Entscheidend ist aber keineswegs nur die Menge sondern ihr Verhältnis zueinander, ihr Verhältnis zu den Vitaminen und ihr Verhältnis zu den Nährstoffen, zum Beispiel zu Trägerproteinen, mit denen sie oft eine innige Verschmelzung eingehen.

Auch können bestimmte Mineralstoffe andere inaktivieren: So haben Phosphate in manchen Fertigprodukten, rotem Fleisch, Schmelzkäse, Limonaden und Colagetränken fatale Wirkung auf die Resorption anderer lebenswichtiger Mineralien, allen voran Kalzium.

Auch der Gebrauch von Medikamenten wie Diuretika (Entwässerungsmittel) und Abführhilfen sowie Diätkuren können das Mineralien-Gleichgewicht empfindlich stören. Sogar Blutdruck- und Cholesterinsenker können den Gehalt an Mineralstoffen im Körper reduzieren.

Schließlich ist längst bewiesen, dass körperlicher als auch emotionaler Stress einen hohen Verlust an Mineralstoffen verursachen kann. Manch einer, der durch Stress krank wurde (weil wie bereits mehrmals erwähnt, Stress das Immunsystem schwächt) wäre rasch wieder auf den Beinen, wenn der Arzt ihm die fehlenden Mineralien verordnen würde, statt womöglich einen Kuraufenthalt oder Medikamente mit vielen Nebenwirkungen.

Schlussendlich ist die Aufnahme von Mineralien und Spurenelementen durch den Körper nicht so einfach. Es ist nicht damit getan, einfach eine Kapsel oder Brausetablette aus dem Supermarkt einzunehmen.

Oft sind das anorganische Mineralien, die als billige Nebenprodukte von industriellen Prozessen anfallen. In der freien Natur werden die Spurenelemente von den Tieren in Form von Biokomplexen (Peptide, Aminosäuren) aufgenommen, wie sie in Pflanzen und Tieren vorkommen.

Der Fuchs frisst die Maus mit Haut und Haar das heißt Fleisch, Blut, Organe und Knochen mit samt den organischen Spurenelementen in den Geweben. Und wie kommt die Maus zu ihren Spurenelementen? Sie frisst Gräser, Körner, Wurzeln und Früchte mit natürlich organischen Biomolekülen.

Die anorganischen Formen von Eisen, Kupfer, Zink, Mangan, Selen usw. kommen in der Erdkruste in geringer Konzentration vor. Nur Mikroorganismen, Pflanzen und Pilze können diese anorganischen Formen verwerten und bauen sie in organische Biomoleküle um.

Die Ernährungswissenschaft hat erkannt, dass diese organisch gebundenen Komplexe generell für den menschlichen Organismus viel besser verfügbar gemacht werden können als die aus anorganischen Quellen. Deshalb ist die Volksmedizin so scharf auf Kräuter, Gemüse, Körner und Obst zur Vorbeugung von Mangelkrankheiten.

In der Osteoporose-Bekämpfung ist man zu dem Schluss gekommen, dass nicht die Extraportion Kalzium entscheidend sei, sondern das Vorhandensein von genug Vitamin D, das dafür sorgt, dass der Darm das Kalzium auch aufnimmt.

Vitamin D wird normalerweise mit Sonnenlicht UV-B Bestrahlung in der Haut gebildet. Umfassende Studien haben bestätigt, dass ausreichende Versorgung mit dem Sonnenschein-Vitamin D durch natürliche Besonnung und/oder Nahrungsergänzung (falls die Gratismedizin Sonne nicht in genügendem Maße konsumiert werden kann) zudem das Risiko an Krebs und Herz-Kreislauf-Erkrankungen zu sterben, erheblich mindert.

Als Rennpferdetrainer habe ich mich eingehend mit Ernährung befasst. Für den Aufbau eines leistungsfähigen Athleten ist die Verfügbarkeit und Verwertung von Mineralien und Spurenelementen unheimlich wichtig. Spurenelemente, die in der Regel als Oxide und Salze wie etwa Chlorid, Sulfat oder Carbonat vorliegen sind in ihrer Verfügbarkeit eingeschränkt.

Dies tritt dann ein, wenn sie sich im Darm durch einfache chemische Reaktionen mit organischen Nahrungsbestandteilen zu stabilen und unlöslichen Komplexen verbinden, wodurch sich die Absorption und die Verwertung reduzieren.

Zahlreiche voneinander unabhängige Untersuchungen in verschiedenen Ländern konnten nachweisen, dass die Verfügbarkeit von in Metallproteinen und in Chelaten eingebundenen Spurenelementen im Darm um bis zu 70 Prozent höher ist als ihr anorganisch gebundenes Pendant.

Die Zufütterung von Mineralproteinen erhöht bewiesenermaßen den Spurenelementgehalt im Blut und führt zu erhöhter Immunität gegenüber Infektionen. Ich zitiere hier Erfahrungen und Studien aus dem Tierfutterbereich. Die Empfehlungen der Tierernährungsspezialisten haben mich zu leistungsfähigen, krankheitsresistenten Pferden und damit zu überdurchschnittlichen Erfolgen im Pferderennsport geführt.

Schon lange ist bekannt, dass Mineralien und Spurenelemente in der Tierernährung einen viel höheren Stellenwert haben als bei uns Menschen. Warum das so ist, kann ich nicht erklären. Vielleicht deshalb, weil die Pharmaindustrie und die Medizin im Tierbereich einen uninteressanten Markt vorfindet.

So weit so gut. Es ist klar, woher wir unsere organisch gebundenen Mineralien und Spurenelemente herholen, so scheint es. Good Food, natürliche Nahrung, wäre doch die Lösung. Nun gibt es aber noch ein paar Probleme: Vor einem Vierteljahrhundert hat man sich kaum um eine gesunde ausgewogene Ernährung gekümmert. Die Portionen waren ausreichend groß um die Nähr- und den Wirkstoffbedarf zu decken. Heute isst man als bereits etwas ältere Person vielleicht noch etwa die Hälfte. Die tierischen Leistungen, das heißt die Fleischproduktion, sind enorm gestiegen und auch die Produktion der Früchte und Gemüse hat sich fast verdoppelt. Zu essen gibt es mehr als genug.

Aber was ist mit den natürlichen Wirkstoffen wie Vitaminen, Mineral- und Spurenelementen geschehen? Eine Felddüngung mit Spurenelementen wird nicht gemacht und die Spurenelement-Ergänzung der Masttiere erfolgt mit anorganischen Verbindungen mit tieferen Dosierungen.

Die Böden sind durch die modernen Landwirtschaftmethoden ausgelaugt, leergefegt. Das Resultat ist, dass die Lebensmittel immer ärmer an Spurenelementen sind und dazu isst man als älter werdende Person immer weniger. So kommt man nie mehr auf die nötige Menge.

Das ist eine gefährliche Entwicklung. Viele Altersbeschwerden können solche ernährungsbedingte Ursachen haben – hauptsächlich Mineralstoff- und Spurenelementmangel. Es hilft auch nichts, das Gemüse im eigenen Garten vor dem Reiheneinfamilienhaus, quasi als eigenes Biogemüse zu kultivieren.

Der Boden, vor allem aus Bauschutt, mit dem Torf aus dem Supermarkt oder dem Kompost aus den bereits mineralstoffarmen Haushaltsabfällen, enthält kaum die nötigen Mineralien, um die Gewächse organisch aufzuladen.

In den heutigen, industriell verarbeiteten Produkten besteht sehr oft ein Mangel an diversen Mineralstoffen. Die Lebensmittelindustrie versteht es bestens, alle unangenehmen Gerüche, Farben, Schalen usw. wegzuraffinieren. Dabei gehen ungeheure Mengen an Vitaminen und auch Mineralien verloren: beim Mahlen von Getreide zu Weißmehl, ohne Mitverwendung von Randschichten und Keim; beim Schälen und Polieren von Reis; beim Raffinieren von Stärke und Zucker; beim Blanchieren von Gemüse für Tiefkühlprodukte; beim Raffinieren von Fetten und Ölen.

Aus dem Gesagten ist doch ziemlich klar, dass wir in unserer heutigen Gesellschaft, mit unserer heutigen normalen Ernährungsweise nicht die geringste Chance haben, die Zündstoffe für unseren Organismus zu beschaffen. So, als wenn wir unser Auto nie in die Werkstatt geben, um Schmiermittel, Getriebeöl und Kerzen zu ersetzen, sondern nur immer Benzin reingießen und Waschmittel für die Scheibenreinigung, damit wir fahren können. Ein Überangebot an Schmiermitteln und Zündstoffen wird ausgeschieden, ohne Schaden. Ein Mangel aber gibt Schäden.

Wenn im Körper schwere Mängel der Schmier- und Zündstoffe auftreten, wie es die Mineralstoffe und Spurenelemente sind, dann greift er unweigerlich die Reserven an und holt sich die Mineralien aus ihren Speichern, bei Kalzium-Mangel zum Beispiel aus den Knochen, den Zähnen, den Knorpeln aber auch aus Gewebe und Haaren. Die Folgen sind verheerend: Osteoporose, Arthritis, Arthrose, Zahnprobleme.

Aus dem bis jetzt gesagten verstehen Sie nun einen Teil der außerordentlich komplizierten Biochemie unseres Körpers sicher schon etwas besser. Die lebenswichtigen Funktionen der Mineralstoffe und Spurenelemente sind unbestritten, doch ist bis jetzt kein einzelnes Mineral wichtiger als ein anderes dargestellt worden.

Selbstverständlich hat jeder Mineralstoff seine Aufgabe und Funktion für ein gesundes Leben. Es gibt jedoch Mineralien, die mehr biologische Funktionen haben als andere und ein Mangel von denen, mehr biologische Probleme und menschliche Leiden hervorrufen können. Der Mineralstoff mit den meisten biologischen Funktionen im menschlichen Organismus ist Kalzium.

Kalzium ist ein Metall, das 3.4% der Erdkruste ausmacht. Es ist nach Sauerstoff, Silikon, Aluminium und Eisen das fünftwichtigste Element. Kalzium kommt in der Natur nie in reiner Form vor, sondern oftmals in Verbindung mit Carbonat als Kalkstein. Kalzium ist auch im menschlichen Körper der wichtigste Mineralstoff und macht 1.5% des Körpergewichtes aus. Kohlenstoff andererseits ist mit nur 0.09% einer der unwichtigsten Stoffe der Erdkruste, aber mit 18.5% einer der wichtigsten im menschlichen Körper.

Im menschlichen Körper ist Kohlenstoff lediglich eine strukturelle Komponente und muss mit einem oder mehreren anderen Elementen verbunden werden, wie zum Beispiel mit Wasserstoff, um in molekularer Form funktionell zu sein. Diese Verbindungen sind viel weniger reaktiv als Kalzium, das deshalb mehr Fähigkeiten hat, verschiedenste biochemische Aktivitäten auszulösen.

Je mehr Elektronen ein Element mit einem anderen teilt, je stabiler oder eben weniger reaktiv wird eine Verbindung. Deshalb kann man Eisen, Phosphor und Schwefel von der Liste der biologisch aktivsten Elemente streichen. Übrig bleiben somit Natrium, Kalium, Magnesium und Kalzium.

Natrium und Kalium produzieren beide sehr ätzende und korrosive Lösungen und müssen deshalb ebenfalls von der Liste der Elemente mit positiver biologischer Wirkung im Körper gestrichen werden. Somit verbleiben als Mitstreiter unter den wichtigsten Mineralstoffen lediglich Magnesium und Kalzium, die beide leicht alkalische Lösungen mit einer ganzen Anzahl von Ionen bilden können.

Aktive biologische Elemente müssen nicht nur die Fähigkeit haben, andere Nährstoffe anzuziehen, sondern sie auch dem Körper abzugeben. Aufgrund ihrer identischen Elektronenzahl und -anordnung (je zwei negativ geladene) ziehen Magnesium und Kalzium positive Nährstoffe an, aber Magnesium hat es schwieriger, sie bei Bedarf freizugeben, weil seine Elektronen stärker an den Kern gebunden sind. Kalzium hat also die größte chemische Flexibilität und ist deshalb für den Körper der wichtigste biologisch aktive Mineralstoff.

Es gibt noch viele andere Gründe für die dominante biologische Rolle von Kalzium. Schon die Römer haben es als zuverlässiges, starkes Baumaterial gebraucht. Das ist auch im menschlichen Skelett so, denn Kalzium verhindert den Kollaps von vor allem älteren Personen, von denen viele einen Kalziummangel aufweisen.

Ferner benimmt sich Kalzium wie ein Tintenfisch, indem es verschiedene Elemente auf einmal binden kann. Das macht Kalzium zum eigentlichen Leim, der im Körper alles zusammenhält. Kalzium ist auch eine Art Batterie, denn von allen Mineralien benötigt es die kleinste Ionisierung, um die Spannung zu produzieren, die für eine richtige Zellenfunktion benötigt werden. Vielleicht wählt der Körper deshalb Kalzium für die wichtige Aufgabe der Stromproduktion, die den Herzmuskel zum Schlagen stimuliert und damit zum Blutpumpen bringt.

Nach all den wichtigen biologischen Aufgaben, die Kalzium wahrnimmt, ist es schwierig zu glauben, dass es sogar noch eine entscheidende Rolle in dem so berühmten Säure-Basen Verhältnis spielt. Kalzium verbindet sich mit Phosphaten (vorhanden vor allem in rotem Fleisch und kohlensäurenhaltigen Getränken), befreit so Magnesium, Natrium und Kalium für die Aufgabe, die Körperflüssigkeiten in die basische Zone zu treiben.

Basische Flüssigkeiten haben gegenüber sauren den Vorteil, dass sie Gase, wie zum Beispiel den lebenswichtigen Sauerstoff, aufnehmen und transportieren können. Der menschliche Körper benötigt große Mengen an Sauerstoff, um all die biologischen Funktionen auszuüben. Der saure, sauerstoffarme Körper aber ist ein idealer Nährboden für viele degenerative Krankheiten, die in einem basischen, sauerstoffreichen Milieu oft nicht überleben könnten.

Alles was wir brauchen, um gesund zu bleiben, hat uns die Natur geschenkt. Sauerstoff, Sonne, Nahrung in Form von Pflanzen und Tieren, Vitamine, Mineralstoffe und Spurenelemente. In einem sehr komplexen biologischen System brauchen wir all das in möglichst reiner, natürlicher, vom Menschen unveränderter Form, d.h. in organisch gebundener nicht in synthetischer Form, die der Körper nicht erkennen kann und für ihn somit Gift sind.

Ungenügende Mengen, das heißt Mängel, bringen unseren Körper aus dem Gleichgewicht und machen ihn deshalb krank. Unsere heutige Lebens- und Ernährungsgewohnheiten bringen uns oft zu sehr von der immer noch gültigen Formel unserer Vorfahren ab, nämlich frische Luft, Sonne und gutes, nahrhaftes, natürliches Essen.

Aus Erfolgen lernen

„Große Einfälle haben sich immer heftiger Opposition von mittelmäßigem Geist ausgesetzt gesehen.“ (Albert Einstein)

Menschen neigen dazu, das Erreichte, das von ihnen Erschaffene, das Bewährte, das 'wissenschaftlich Bewiesene' zu verteidigen. Innovationen, neue Ideen bedrohen die wissenschaftliche Autorität und Hierarchie. Die Ideen von manchem Genie sind durch Leute mit viel weniger Hirn und Talent zerstört worden, weil der Status quo verteidigt werden soll.

Albert Einstein war ohne Zweifel einer der berühmtesten Wissenschaftler des 20. Jahrhunderts. Er musste mehr Angriffe auf seine Relativitätstheorie durch das Establishment abwehren als jeder andere für eine Theorie in der wissenschaftlichen Geschichte. Das wurde durch einen von Einsteins Opponenten eindrücklich demonstriert mit der Publikation „Hundert gegen Albert Einstein“. Einstein bemerkte dazu, dass einer (von hundert) genügen würde, um zu beweisen, dass sie Recht haben, wenn sie wirklich Recht haben. Das wissenschaftliche Establishment hat Einstein dann ganz einfach als Scharlatan bezeichnet.

Max Planck, ein Vater der modernen Physik und Nobelpreis-Gewinner im Jahre 1903 sagte, dass wichtige wissenschaftliche Innovationen selten die Gegner überzeugen können und zu Gewinnern werden. Die große Hoffnung ist aber, dass die Opponenten langsam aussterben und dass die neue Generation sich mit den neuen Ideen anfreundet und vielleicht sogar identifiziert. Max Planck war sehr frustriert, dass seine Theorien durch das seinerzeitige Establishment als Scharlatanerie abgetan wurden.

Der Begriff 'wissenschaftlicher Beweis' wird heute für alles, für jede Aussage, die man möchte, verwendet und strapaziert. In der Naturwissenschaft will man nicht die Wahrheit einer Theorie beweisen sondern man versucht die Theorie zu verwerfen. Solange dies nicht gelingt nimmt man an, dass die Theorie stimmt.

Zwischen Fakten und Theorien wird oft nicht unterschieden. Was als Fakten präsentiert wird, ist oft nicht mehr als Theorie oder Meinung einer einzelnen Person. Einsteins Relativitätstheorie wird als Faktum angesehen, aber man vergisst, dass es Theorie genannt wird.

Der 'wissenschaftlicher Beweis' ist einer der größten Täuschungen aller Zeiten. Oft wird er von den Leuten produziert und verwendet, die einen kommerziellen Nutzen daran haben. Es sind selten unabhängige, unbeeinflusste Dritte, die die Aussage verwenden, obwohl Studien unabhängigen Instituten und Universitäten in Auftrag gegeben werden.

So erhält man den Eindruck, dass etwas wahr sei, was eine falsche Annahme ist. Fast täglich hören wir von neuen Studien und Forschungsergebnissen, die beweisen, dass die alten falsch sind. Und mit ein bisschen Statistik lässt sich praktisch alles korrelieren, das heißt einen Zusammenhang herstellen.

Fast alle typischen Merkmale des Wohlstands korrelieren mit unseren Zivilisationskrankheiten: zum Beispiel der Benzinverbrauch, die Arztpraxen, die Dichte der Verkehrsschilder, der Hygienestandard, usw., was uns aber bezüglich Ursachen für einen Herzinfarkt oder Krebs überhaupt nicht weiter bringt.

In diesem Dilemma steckt auch die medizinische Wissenschaft in unserer westlichen Welt. Unser Gesundheitswesen wird dominiert von konventionellem Denken, das vor allem auf pharmazeutischen Entwicklungen und klassischen chirurgischen Behandlungsmethoden beruht. Der Anreiz für präventive oder sogar natürliche Medizin ist bei Weitem nicht so groß, wie der für die Behandlung von Krankheiten mit bewährten Methoden und Technologien, die enorme Profite generieren.

Und obwohl der Druck hin zur alternativen Medizin immer größer wird, geht der Wandel extrem langsam vor sich. Zu stark sind noch die Interessen in der Verteidigung des Status quo. Immer noch wird der Arzt als halbgöttlicher Helfer angesehen. Unsere Generation ist immer noch beeindruckt durch die spektakulären Fortschritte der Medizin, die auch mit den modernsten Werbe- und PR-Methoden kommuniziert werden.

Jede Generation glaubt, dass sie so viel mehr Wissen hat als die vorhergehende. So wird die nächste Generation wiederum von ihrem wissenschaftlichen Fortschritt beeindruckt sein und mit Ehrfurcht auf die Errungenschaften der modernen Medizin blicken, die aber höchst wahrscheinlich den großen Kampf gegen die immer zahlreicher werdenden Zivilisationskrankheiten, wie Krebs oder Herzinfarkt, nicht gewinnen wird.

Die Forschung nach den Ursachen wird immer komplexer, immer tiefer, immer detaillierter. Der menschliche Körper wird in immer mehr Einzelteile zerlegt. Für jedes Organ, jedes Glied, jede Schicht, jedes System, jede Zellkonstruktion gibt es Spezialisten. Das Ganzheitliche geht verloren. Der Hausarzt stirbt aus.

Es kommt mir vor, wie wenn man immer tiefer in einen Wald eindringt, immer neue Bäume, Sträucher, Gewächse und Pflanzen entdeckt und sie immer besser kennen lernt, aber schlussendlich den Wald nicht mehr sieht bzw. nicht mehr aus ihm herausfindet. Die biologischen Spezialisten werden immer zahlreicher und der Förster stirbt aus.

Die Ideologie des Reduktionismus ist der Glaube, dass man Dinge, die man in ihre kleinsten Teile aufspaltet, besser verstehen und kontrollieren könne. Vielleicht stimmt das manchmal, aber längst nicht immer.

Wir träumen davon, das Leben mittels Prinzipien der Physik und Biologie zu verstehen. Wir machen aber nur sehr langsam Fortschritte. Das Genom unseres Körpers hat auf einer gewöhnlichen CD Platz. Aber unser Körper ist viel komplizierter als eine CD.

Der Stolz, auf immer komplexere wissenschaftliche Fragen Antworten zu finden, führt unweigerlich zur Verteidigung des Erreichten, zum Schutz des Status quo. Die Menschen haben nicht gern Neues, und sie denken nicht logisch, sondern über Analogien. Planck hat mal gesagt: „Die Wahrheit triumphiert nie, doch ihre Gegner sterben schließlich aus." Ergo ist die einzig mögliche Lösung, um neue Theorien zu akzeptieren, das Aussterben der Verteidiger der Traditionen oder anders gesagt ein Generationenwechsel und das braucht Zeit.

Auf alles findet unsere Gesellschaft Antworten, was aber nicht zu verwechseln ist mit Lösungen. Theorien für Lösungen, die nicht aus der medizinischen Fakultät stammen sondern aus Rezepten von Gottes Natur, werden in der Regel als Scharlatanerie oder Quacksalberei verschmäht.

Es wird alles daran gesetzt, sie wissenschaftlich zu zerreißen und zu widerlegen. Im Mittelalter gehörten Quacksalber zum fahrenden Volk und boten in prahlerischer Manier ihre Dienste an. Heute bezeichnet man damit meist Leute, die in laienhafter oder extrem fragwürdiger Art Kranke behandeln.

In einem erweiterten Sinne zählen auch alle heute modernen Wunderheiler dazu, die unter Zuhilfenahme esoterischen (Halb-)Wissens und fragwürdigen Maßnahmen wie etwa Magnetismus, Kräuterpillen, Handauflegen u.ä. ernsthafte Erfolge bei der Heilung von Krankheiten versprechen.

Praktiken wie beispielsweise Elektroakupunktur, Reiki, Homöopathie, Bachblüten, die Germanische Neue Medizin oder Schüssler-Salze werden von vielen Fachleuten zur Quacksalberei gezählt, obwohl ihnen klare Erfolge nicht abzusprechen sind.

Woher nimmt denn eigentlich die Medizin und mit ihr unser Gesundheitssystem, Behörden und Politiker, die Arroganz, sich als die alleingültige Wissenschaft zur Heilung von Krankheiten zu erheben? Ihre Theorien sind zu einem großen Teil keine Lösungen oder Methoden zur Heilung von Zivilisationskrankheiten, während die als Quacksalberei bezeichneten Alternativmethoden doch mindestens eine ebenso große Erfolgsquote hat.

Nicht die Forschung im Labor und das physikalische bzw. biologische Verständnis sind entscheidend sondern ausschließlich der Nutzen einer Methode in der Praxis. Hugo Fried (1890-1938) schien mit seiner ungewöhnlichen Behandlungsmethode, die auf einer Art Hypnose oder 'Magnetismus' mit Handauflegen beruhte, Erfolg zu haben. In der Kurklinik Baden wurde ihm dafür sogar ein eigener Behandlungsraum eingerichtet.

Da er jedoch keine ärztliche Approbation besaß, zog er einen befreundeten Mediziner zu seinen Behandlungen hinzu. Dennoch wurde ihm in den Jahren 1930 bis 1932 der Prozess wegen Kurpfuscherei gemacht, den er in erster Instanz verlor. Sebastian Kneipp (1821-1897) wurde 1854 als Kaplan nach Augsburg versetzt. Dort wurde er der Kurpfuscherei verdächtigt und bekam vom Bischof seine erste Rüge wegen unerlaubter Ausübung der Heilkunde.

Inzwischen ist sie anerkannter Bestandteil der seriösen Naturheilkunde. Wie lange geht es noch bis der Mensch begreift, dass sein kleines dreidimensionales Hirn nicht fähig ist, die enorme Komplexität auf unserem Planeten zu erfassen, so wie er auch das noch komplexere mehr als dreidimensionale Universum nicht erfassen kann. Alle Hypothesen und Theorien – auch außerhalb der medizinischen Wissenschaft – haben ihre Berechtigung und müssen eine Chance haben, ihren Nutzen in der Praxis zu beweisen.

Schlussendlich ist nur der Nutzen, das Resultat einer Behandlung entscheidend und nicht der wissenschaftliche Beweis. Denn wenn Fragen in der Wissenschaft unbeantwortet bleiben, wird nicht gehandelt, was uns keine Lösungen bringt.

Oft hat man einfach entdeckt, dass etwas funktioniert. Erklärt hat man es erst im Nachhinein. So ist es auch in der Medizin. Die großen Erfolge aus der Anfangszeit der modernen Medizin beruhten im Wesentlichen auf Versuch und Irrtum.

Die Entdeckung der Anästhesie zum Beispiel war ein reiner Zufall. Oder die Infektionen: Es ging doch nie darum, die Krankheit zu verstehen, sondern sie an ihrer Ausbreitung zu hindern. Manche Virenerkrankungen wie etwa Gelbfieber hat man zu bekämpfen gelernt, bevor man wusste, dass es Viren gibt. Was zählt, ist nicht der Virus, sondern dass man nicht an dieser Krankheit stirbt.

Kein Überblick über die westliche Medizin von heute wäre komplett, ohne die Geschichte von Dr. Carl Reich. Es ist die Geschichte eines Arztes, der sich gegen das etablierte System auflehnte, um seinen Patienten zu dienen, mit Methoden, die vom Establishment getadelt, von der Wissenschaft jedoch unterstützt wurden. Es ist das lebende Beispiel eines Quacksalbers, dem schlussendlich seine Arztlizenz entzogen wurde, weil er die finanzielle Basis der Medizin herausforderte.

Dr. Reich glaubte, dass degenerative Krankheiten wie Krebs, Arthrose, Herzkrankheiten und sogar AIDS vermieden oder sogar geheilt werden könnten, wenn Ärzte Ernährungsmängel ihrer Patienten mehr Beachtung schenken würde. Unabhängig von seinen hohen moralischen Motiven und Interessen für die Volksgesundheit, verstand er nicht, dass die Medizin nicht verändert werden kann, ohne zuerst das etablierte System, den Status quo, zu verändern. Darin lag der kriminelle Akt, obwohl er so unglaublich viel für die menschliche Gesundheit beizutragen hatte.

Dr. Carl Reich war ein Produkt eines der orthodoxesten, starrsten und unflexibelsten medizinischen Systems in der menschlichen Geschichte und doch hat er dieses System gewählt, um es mit neuen Methoden herauszufordern, von denen er auf Grund klinischer Forschung überzeugt war, dass es Patienten helfen kann. Heutzutage, ein halbes Jahrhundert später, würde man das als 'Präventive Alternative Medizin' bezeichnen.

Er begann seine praktische Tätigkeit 1950 mit klinischer Forschung, bei der er die Vorteile seiner Entdeckungen während der Studienzeit von innerer Medizin anwandte. Er war in dieser Zeit bekannt als Einzelgänger, der mit seinen Praktiken aus der seinerzeitigen medizinischen Gepflogenheiten und Meinungen auszubrechen pflegte.

Aufgrund seiner Klinik-Studien kam er Mitte der Fünfzigerjahre zum Schluss, dass die meisten seiner kranken Patienten einen Lebensstil geführt hatten, der ihnen einen Mangel an Kalzium und/oder Vitamin-D bescherte.

In der medizinischen Fachliteratur fand er keine Erklärungen dafür. In der wissenschaftlichen Literatur, die der medizinischen fast immer einige Jahrzehnte voraus ist, hätte er bereits damals die Wichtigkeit von biologischem Kalzium für die menschliche Gesundheit entdeckt. Somit musste er, mindestens am Anfang, alleine gegen die medizinische Schlacht der Unkenntnis ankämpfen.

Carl Reichs Vater war seinerzeit aus Österreich nach Nordamerika eingewandert. Er starb an den Folgen von Krebs im Alter von 62 Jahren. Carl hat seinen Vater immer als kränklichen Mann gekannt, der von seiner Kindheit an von Verstopfung, Übergewicht und in späteren Jahren von Migräne geplagt war. Carl war entschlossen in dieser Beziehung nicht in die Fußstapfen seines Vaters zu treten und entschied sich für eine andere Lebensweise als sein Vater, der seine Hände, Arme und Gesicht nie dem Sonnenlicht aussetzte und dessen beste Ernährung die zwei Glas Milch pro Jahr war.

Der junge Carl wuchs in einem kleinen Fischerdorf an der Westküste Kanadas auf und wurde mit Weißbrot, Teigwaren, Gemüsekonserven, Fleisch, Zucker, Sirup und ein paar Tropfen Kondensmilch im Kaffee ernährt. Das Resultat war ein junges Leben mit Erkältungen, Verstopfungskrämpfen und Furunkeln.

Als er 12 Jahre alt war, überzeugte er seinen Vater billigeren Fisch statt teures Fleisch zu kaufen, um Geld zu sparen. Das war der Anfang seiner krankheitsfreien Jahre. Er fing an, so viel nahrhaftes Essen, Früchte und Gemüse als möglich zu sich zu nehmen und trank viel Milch. Mit nacktem Oberkörper machte er viele Wanderungen an der Sonne in den Bergen und genoss bis ins hohe Alter ein gesundes Leben.

1938 begann Carl, Medizin zu studieren und 1940 ging er zum Militär, wo er sein Studium fortsetzte. Während des zweiten Weltkrieges war er in Kanada, England und Deutschland im Einsatz, wo es ihm gesundheitlich wegen der mangelhaften Ernährung nicht besonders gut ging.

Anschließend begann er ein vierjähriges Praktikum in innerer Medizin. In dieser Zeit wurden vor allem Nutzen und Schädlichkeit von Vitaminen untersucht und debattiert. Er war überzeugt, dass seine gute Gesundheit auf die gute Ernährung und die gesunde Lebensweise zurückzuführen war.

Im Gegensatz zu seinen Kollegen versteifte er sich immer mehr in den Gedanken, dass Krankheiten vermieden und nicht behandelt werden sollten. Lebensstil bedeutet Auseinandersetzung mit gewissen Nahrungs- und Umweltfaktoren, die für gute Gesundheit verantwortlich sind und Carl wollte diese Faktoren besser definieren können.

Er studierte das Spritzen von Medikamenten wie Adrenalin, die die Funktionen aller Organe im Körper stimulieren. Die Medikamente verursachten diverse Reaktionen des Blutdrucks, das was die moderne Medizin eigentlich dem Stress zuschreibt. Carl glaubte aber wegen seiner Ernährungstheorie, dass diese Reaktionen eher eine Folge des Mangels diverser Mineralien sein könnten.

Er war nun sehr entschlossen seine Hypothese zu bestätigen durch das Analysieren einer großen Anzahl Patienten, die solche Symptome aufweisen. In dieser praktischen medizinischen Tätigkeit hatte er sehr bald festgestellt oder vermutet, dass die allermöglichsten Krankheiten und Schmerzen, über die sich die Patienten beklagten, eine Folge eines Mangels an Mineralien, im Speziellen Kalzium, begleitet von einem Mangel an Sonnenbestrahlung sein könnten.

Während dieser Studien behandelte er vier Patienten, von denen er glaubte, sie hätten einen Kalziummangel, mit intravenösen Kalzium-Spritzen und gab ihnen dazu Vitamin-D reiches Lebertran mit dem Resultat, dass ihre diversen chronischen Krankheiten, wie Asthma, Durchfall, Vorstopfungen, Beinkrämpfe usw. verschwanden.

Beeindruckt durch diese Erfolge behandelte er dann einen siebenjährigen Jungen, der seit Geburt an chronischem Asthma litt, mit Kalzium-, Vitamin-A- und Vitamin-D-Kapseln und sah, dass er nach nur drei Tagen von seinem Leiden erlöst war. Zudem kam das Asthma nie zurück solange das Kind die Ernährungsergänzungsmittel zu sich nahm.

Mit dieser Therapie begleitet von der Empfehlung eines gesunden Lebensstils, wie viel Sonnenschein und frische Luft, hat er manches kranke Leben zu einem gesunden verändert und seine Praxis florierte. Seine Mediziner-Kollegen, denen er stolz über seine Erfolge berichtete, begannen ihn zu meiden. Sie konnten nicht verstehen, dass etwas so Einfaches so große Erfolge haben kann, wo doch ihre Patienten an denselben Krankheiten sogar starben.

Nach einigen Jahren der Behandlung und Beobachtung von vielen Patienten kam Dr. Reich zum Schluss, dass chronische Krankheiten wie Asthma, Kolitis (Dickdarmentzündung) usw. nicht direkt durch einen Kalzium-Mangel verursacht werden, sondern durch einen Zusammenbruch der anpassungsfähigen Funktionen der Körperorgane, die versuchen den Mangel zu kompensieren. So betrachtete er Herzkrankheiten als Asthma des Herzens und Kolitis als Asthma des Darmtraktes. Er begann deshalb auch diese Krankheiten erfolgreich mit Kalzium und Vitamin-D zu behandeln und kam zu der einfachen Folgerung, dass alle degenerativen Krankheiten schlussendlich ein Resultat von Kalzium- und Vitamin-D-Mangel sind.

Das stempelte ihn endgültig zum Einzelgänger und Außenseiter in der medizinischen Fachwelt und zum Quacksalber. Für die Wissenschaft waren solche Vereinfachungen ganz einfach unakzeptabel.

Im Jahre 1960 hatte Carl Reich dann die Wissenschaft endgültig eingeholt. Im Max Planck Institut in Berlin hatte Dr. Otto Warburg, Nobel Preis Gewinner, bewiesen, dass Krebs anaerob (Mangel an Sauerstoff) sei und Dr. Reich präsentierte seine Theorie, dass die Krebszellen nicht absolut anoxisch (keinen Sauerstoff enthaltend) sind, sondern nur funktionell mangels Kalzium und sie deshalb keinen Sauerstoff aufnehmen können. Er fand heraus, dass sich der Krebs in vielen seiner Patienten zurückbildete als der Kalzium-Mangel durch eine Änderung des Lebensstils, begleitet mit Mineral und Vitamin-Ergänzung behoben wurde.

Anfang der Achtzigerjahre, als HIV und AIDS zur großen neuen Seuche unserer Gesellschaft heranwuchsen, dehnte Dr. Reich seine Theorie des Mineralstoffmangels auch noch auf diese vernichtenden Krankheiten aus. Er behauptete, dass man sie nicht bekommen könne, solange man keinen Mangel an Mineralstoffen habe und das sei im Gegensatz zu den finanziell sehr lukrativen Behandlungsmethoden der Pharmaindustrie ausgesprochen günstig. Diese Vorschläge wurden den Gesundheitsbehörden endgültig zu bunt und zu gefährlich, worauf sie ihm die Lizenz zur Ausübung der praktischen Medizin entzogen.

Bis heute wird der medizinische Beruf, der übrigens einer der reguliertesten in der Welt überhaupt ist, in gottesähnlichen Sphären gesehen. Jede Generation ist beeindruckt durch die spektakulären Fortschritte in den verschiedenen Spezialgebieten der Medizin, die anscheinend unser Leben verlängern (nicht verbessern) während die große Masse Opfer von unheilbaren Krankheiten wie Krebs, AIDS, Alzheimer usw. wird.

Während der konventionelle Arzt des 20. Jahrhunderts mit teils brutal schmerzhaften Methoden versucht zu helfen, heilen Dr. Reich und andere wie er mit schmerzlosen Mitteln des 21. Jahrhunderts.

Kein Patient wurde je getötet, indem er einen gesunden Lebensstil ausübte, unterstützt durch lebensnotwendige Vitamine und Mineralstoffe. Sein Erfolg sind mehr als 20.000 zufriedene Patienten mit einem stark verbesserten Gesundheitszustand.

Mit dem konventionellen Ansatz der Medizin und ihrem verbissenen Willen, ihn gegen alle Alternativen zu verteidigen, wuchern die degenerativen Krankheiten mehr denn je. So verlieren wir nicht nur den Krieg gegen diese Krankheiten, sondern wir verlieren auch die Innovatoren, die die den Mut zu etwas Neuem haben, die die Hypothesen, neue Theorien entwerfen und bereit sind, diese im scharfen Gegenwind des Establishments zu beweisen.

Wenn wir den Krieg gegen die uns vernichtenden Krankheiten gewinnen wollen, dann müssen wir den Innovatoren, vielleicht auch den Träumern mehr Vertrauen schenken, sie in ihren Absichten unterstützen und nicht behindern. Präsident John F. Kennedy hat den Satz geprägt: „Manche sehen die Dinge wie sie sind und fragen warum? Andere träumen von Dingen die es nie gab und fragen warum nicht?“

Warum erzähle ich ihnen die Geschichte des Dr. Carl Reich, die ich aus seinem Buch *The Calcium Factor* entnommen habe? Weil es eine riesige Erfolgsgeschichte ist. In meinem bisherigen Leben, in allem, was ich gemacht habe, habe ich immer versucht aus Erfolgen zu lernen, nicht aus Fehlern. Aus Fehlern lernen, heißt Fehler vermeiden. Wenn man keine Fehler macht, heißt das noch lange nicht, dass man Erfolge kreiert.

Um Erfolg zu haben muss man aus Erfolgen lernen, Erfolge analysieren, versuchen herauszufinden, welche Faktoren zum Erfolg geführt haben. Wenn mir der Golfprofi zeigt, wie ich einen Slice (Golffachausdruck) vermeide, dann ist ein fataler Fehler wohl ausgebügelt, aber deshalb bin ich noch kein guter Golfspieler. Wenn ich ein erfolgreicher Golfspieler werden will, dann muss ich analysieren warum Tiger Woods so gut geworden ist, wie er den Ball schlägt und was er getan hat um die Bälle so gut zu schlagen.

Als Manager in der Konsumgüterindustrie habe ich mich immer nach erfolgreichen Vermarktungstechniken, zum Beispiel Werbekampagnen umgesehen. Ich habe versucht herauszufinden, warum eine gewisse Technik den Verkauf eines Produktes ankurbelte und dann habe ich es auf andere Produkte oder andere Märkte und Länder erfolgreich übertragen.

Und mein jüngstes Beispiel ist das meiner Karriere als Rennpferdetrainer. Auf der Suche nach erfolgreichen Trainingsmethoden bin ich in Australien auf einen Mann gestoßen, der mit alternativen Techniken abseits der großen traditionellen Trainingszentren Erfolg bewiesen hat.

Ich habe dann in der Schweiz diese Methoden angewandt und bin als Quereinsteiger in diesem Metier, gemessen an Siegen zu Starts, zum erfolgreichsten Trainer geworden. Nicht zuletzt wahrscheinlich auch deshalb, weil Mineralstoffe und Spurenelemente beim Aufbau eines guten Pferdeathleten eine entscheidende Rolle gespielt haben.

Auch ich wurde oft von Anhängern traditioneller Methoden belächelt, als Außenseiter bezeichnet oder musste mich gegen Widerstände des Establishments durchsetzen. Carl Reichs Erfolgsgeschichte hat aber eine ganz andere Dimension. Vielleicht sind seine Ideen, seine Theorien entscheidend für die unserer zivilisierten Welt drohende Gesundheitskatastrophe des 21. Jahrhunderts.

Auf der Suche der ältesten Leute auf dieser Erde hat im Januar 1973 die weltbekannte Zeitschrift 'National Geographic' eine Liste von Kulturen oder Volksgruppen veröffentlicht unter anderen, die Abchasier im Kaukasus, die Hunzas im Nordwesten des Himalajas und die Vilcabambas in Ecuador. Diese Liste könnte ergänzt werden mit den Bamas in China, den Tibetern und den Titicacas in

Peru. Alle diese Kulturen leben im Freien, hoch in den Bergen und erhalten täglich viel Sonne.

Sie leben praktisch ohne Krankheiten: keinen Krebs, keine Herzprobleme, keine Diabetes, kein Alzheimer, keine Arthrose. Sie haben keine psychischen Probleme und brauchen keine Ärzte. Ihr Alterungsprozess verläuft langsamer als bei uns. Sie scheinen auch im hohen Alter jugendliche Körper zu haben.

Der gemeinsame bestimmende Faktor ist das mit kolloidalen Mineralstoffen geladene Wasser, das meist aus den schmelzenden Gletschern ihrer Region stammt. Zum Beispiel enthält 1 Liter Hunza-Wasser in Pakistan etwa 17.000mg Kalzium, also mehr als 10 Mal die von unseren Gesundheitsbehörden empfohlenen Tagesmenge, und sie trinken mehrere Liter davon, mit der einzigen Nebenwirkung, dass sie gesund alt werden.

Zudem konsumieren sie große Mengen von dem, was uns von unseren Ernährungsberatern nur in beschränktem Maße oder mit Einschränkungen empfohlen wird, wie natürliche Butter, Natursalz (nicht einfach raffiniertes Kochsalz bzw. Natriumchlorid), Eier, Milch (aber nicht pasteurisierte oder homogenisierte) und tierisches Fett.

Krebs verhindern

Die Krebsstatistiken sind beeindruckend, aber sie sagen nichts über das einzelne Schicksal des Betroffenen aus. Überleben ist Glückssache.

Laufend werden wir in allen möglichen Medien über die von Jahr zu Jahr steigende Anzahl von Krebsfällen in den verschiedensten Kontinenten und Ländern informiert. Wir können die Zahlen schon gar nicht mehr erfassen. Auch wenn alle doppelt oder dreimal so hoch sind, beeindruckt uns das nicht mehr.

Wir werden täglich mit so vielen Zahlen von Kranken, Leidenden und Toten konfrontiert, dass unser kleines dreidimensionales Hirn das zwar aufnehmen aber nicht werten oder verwerten kann.

Was mich beeindruckt ist die Evolution, die exponentielle Entwicklung der Zahlen. Anfangs des 20. Jahrhunderts waren es in unserer westlichen Welt lediglich 3% der Bevölkerung, die an Krebs erkrankte. Mitte des Jahrhundert 20%. Am Anfang des 21. Jahrhundert sind wir bei 40% und wenn ich die Kurve auch nur vorsichtig extrapoliere so ist es bald jeder Zweite und Mitte des Jahrhunderts wahrscheinlich jeder, der nicht vorher bereits einer anderen Krankheit wegen stirbt.

Parallel zu dieser Entwicklung steigen auch die Forschungsausgaben und Umsatzzahlen für Krebsmedikamente weiter in beeindruckender Weise an. Und das alles, obwohl wir seit mehr als fünfzig Jahren forschen und Millionen ausgeben, um diese Krankheit zu besiegen.

Amerikanische Präsidenten und andere wichtige Leute unserer Gesellschaft haben ihr schon oft den totalen Kampf angesagt. Es scheint, ähnlich wie beim Terrorismus, dass es ein Kampf gegen einen Feind ist, von dem wir nicht wissen, wo er steckt und der sich immer mehr ausbreitet. Mit den konventionellen Waffen, die immer besser und teurer werden, gewinnen wir wohl einige Schlachten nicht aber den Krieg. In Tat und Wahrheit ist nicht der Terrorismus die größte Gefahr für unsere westliche Gesellschaft, den West-Menschen, sondern der Krebs.

Manche Menschen haben eine Heidenangst vor dem Fliegen; andere leben in panischer Angst vor Haifischen oder Blitzschlägen: Die Furcht vor den unheilvollen Folgen von Ereignissen, die sich unserer Kontrolle entziehen, scheint eine typisch menschliche Eigenheit zu sein. Dabei sind die realen Risiken, eines Tages Opfer einer solchen Ausnahmekatastrophe zu werden, relativ gering im Vergleich zu denen, die unmittelbar mit dem Alltagsleben verbunden sind.

So haben beispielsweise Übergewichtige ein beinahe um eine Million höheres Risiko, vorzeitig an ihrer Fettleibigkeit zu sterben, als durch einen Flugzeugabsturz; und jeder von uns hat eine fünfzigtausend Mal höhere Chance, an Krebs zu erkranken, als vom Blitz getroffen zu werden. Diese Chance erhöht sich noch deutlich, wenn ein Risikofaktor wie das Rauchen oder falsche Ernährung hinzukommt.

Krebs stellt die größte reale Bedrohung dar, der wir heutzutage in den hoch entwickelten Ländern ausgesetzt sind. Die Krankheit trifft ein Drittel der Bevölkerung bis zum Alter von nur 75 Jahren, und ein Viertel erliegt schließlich den Folgen einer Krebserkrankung. Jedes Jahr erkranken 10 Millionen Menschen auf der Welt an Krebs, und sieben Millionen Todesfälle gehen auf das Konto dieser Krankheit.

Und es sind keine Anzeichen einer Besserung zu erkennen, denn die gegenwärtigen Schätzungen gehen davon aus, dass man aufgrund der immer älter werdenden Bevölkerung zukünftig 15 Millionen neue Krebserkrankungen pro Jahr diagnostizieren wird. Um das Ausmaß dieser Tragödie zu begreifen, müssen Sie sich vorstellen, dass Sie täglich in den Nachrichten vom Absturz von vier vollbesetzten Jumbojets oder dreimal pro Woche vom Einsturz der Zwillingstürme des World Trade Center in New York hören.

Hinzu kommen die immensen Behandlungskosten von Krebskranken, die in 3-stellige Milliardenbeträge gehen und in den nächsten Jahren unaufhörlich steigen werden. Auch das wird zu einer finanziellen Katastrophe unseres Gesundheitswesens führen, können sich doch schon heute viele Familien in unserer zivilisierten Welt die Krankenkassenprämien nicht mehr leisten.

Dies alles ist Statistik, trockene, rationale Zahlenspielerei, die uns nicht weiter berührt, solange wir nicht selber oder Menschen in unserer näheren Umgebung betroffen sind. Jeder einzelne hofft, dass er sich nicht in diese Zahlenreihen eingliedern wird und die Hoffnung stirbt bekanntlich zuletzt.

Aber immer mehr von uns erleben das Problem emotional, nicht statistisch, indem jemand aus der Familie, dem Bekanntenkreis, in der Nachbarschaft, im Sportverein betroffen ist. Diagnose Krebs, Operation, Bestrahlung, Chemotherapie!! Horror, absolut schrecklich, das Schlimmste überhaupt, was einem Menschen passieren kann.

Es ist wie ein Todesurteil, das vielleicht, wenn man Glück hat, erst in ein paar Jahren vollstreckt wird. Denn viele der heute verfügbaren Therapien heilen nicht, sondern behandeln Krebs wie eine chronische Krankheit, das heißt, dass man damit noch einige Zeit leben kann. Das ist zwar ein Fortschritt und lässt für den Betroffenen die Hoffnung zu, dass er eventuell zu dieser Gruppe gehört, aber von 'besiegen', wie man in einzelnen Fällen immer wieder hört, kann für die Mehrzahl der Patienten heute noch nicht die Rede sein.

Ein Gefühl der Ohnmacht gegenüber dem Krebs spiegelt sich sehr deutlich in Meinungsumfragen wider, in denen die Bevölkerung befragt wurde, was ihrer Ansicht nach Ursache für diese Erkrankung sei. Die Menschen sehen im Krebs ganz allgemein eine Krankheit, die von unkontrollierbaren Faktoren ausgelöst wird. 9 von 10 glauben, dass Krebs durch eine genetische Veranlagung entsteht und mehr als 80% sind der Ansicht, dass Umweltfaktoren wie industrielle Luftverschmutzung oder Rückstände von Pestiziden in Lebensmitteln wichtige Ursachen für eine Krebserkrankung sind.

Was die Lebensgewohnheiten angeht, so assoziiert eine überwältigende Mehrheit Rauchen mit Krebs, hingegen glaubt weniger als die Hälfte der Befragten, dass sie durch ihre Ernährung das Risiko einer Krebserkrankung beeinflussen können.

Erstaunen Sie diese Resultate? Mich nicht. Wie sollen die Menschen denn wissen, warum wir immer mehr an Krebs erkranken, wenn die wissenschaftliche Forschung doch eigentlich es ebenso wenig weiß. Klarheit scheint man einzig in Sachen Rauchen zu haben aber dass ein eben so großer Anteil an krebsauslösenden Faktoren aus Ernährungsdefiziten entsteht, konnte die Wissenschaft bis heute nicht wirkungsvoll kommunizieren.

Was läuft hier denn eigentlich schief? Warum können wir den Volkskiller Nummer 2, der in ein paar Jahren Nummer 1 sein wird, nicht besiegen. Die Krebsexperten sagen, dass es zu viele verschiedene Arten von Krebs gäbe, um einen gemeinsamen Nenner zu sehen. Vielleicht sind unsere Forscher auch zu weit in den Wald vorgedrungen und sehen deshalb vor lauter Bäumen den Wald nicht mehr.

Vielleicht wissen sie auch zu viel über all die komplexen biologischen Vorgänge im Körper und fühlen sich deshalb den Wissenschaftlern des letzten Jahrhunderts überlegen, um deren Vereinfachungen oder die nach heutigem Wissen noch so primitiven Theorien zu akzeptieren. Vielleicht ist diese ganze Welt einfach zu komplex für unser Gehirn, als dass wir Ursachen für Vieles, was geschieht, erfassen könnten. Vielleicht sind die einzelnen Wissenschaften schon zu kompliziert, um sie in einem Menschenleben zu beherrschen, als dass man sie noch zu einer Hyperwissenschaft kombinieren könnte.

Gemäß Lexikon ist Krebs ein bösartiger Tumor, der sich unbeschränkt ausbreiten kann und zurückkommen kann, auch wenn er herausgeschnitten wurde. Etwas technischer ausgedrückt kann Krebs entstehen, wenn sich die Desoxyribonukleinsäure (DNS oder engl. DNA) chemisch ändert und deshalb veränderte Zellen produziert, die sich ohne Einschränkung multiplizieren und eine ganze Familie von Abkömmlingen produzieren, die wiederum das umgebende Gewebe angreifen können.

Aber die Entstehung von Krebs muss nicht unbedingt eine Veränderung der DNS sein. Es können zum Beispiel auch Mutationen in Proteinen sein. DNS ist im Zellkern und produziert Proteine. In jedem Fall gibt es offenbar irgendein Defekt beim Zellwachstum und deshalb kann eine Zelle unkontrolliert wachsen. Dieser lokalen Invasion kann dann eine Metastase folgen oder die Ausweitung auf abgelegenere Orte über die Lymphbahnen und die Blutströme, was Krebs schlussendlich tödlich macht. Einige Krebsarten können durch Chemikalien (Chemotherapie) und durch Bestrahlung abgetötet oder durch operatives Herausschneiden entfernt werden, wobei oft auch die umliegenden Körperteile mit zerstört werden. Man ist sich heutzutage einig, dass all diese orthodoxen Methoden nicht befriedigen.

Während die Anzahl Leute wächst, die gerettet werden können, so wächst aber auch die Anzahl Leute, die an dieser fürchterlichen Krankheit sterben. Weiterhin werden Millionen von Dollars und Euros mit dem Ziel ausgegeben, ein Wundermittel zu finden, das den Krebs tötet und nicht den Patienten. Die heutige Auffassung ist aber, dass es so viele Gründe gibt, die die verschiedenen Arten von Krebs auslösen können und damit kein gemeinsamer Faktor gesehen wird, auf den das Wundermittel zielen könnte.

Der zweifache Nobelpreisträger für Medizin, Otto Warburg, hingegen war der Meinung, dass der Mangel an Sauerstoff ein gemeinsamer Nenner für die Entstehung von Krebs sei, was mit gezielten

Maßnahmen in Form einer Kombination von Nährstoffen attackiert werden könnte.

Überall in unserem Körper wachsen und teilen sich ununterbrochen verschiedenste Zellen. In der Regel wird die Zellteilung sehr sorgfältig kontrolliert. Bei Krebs hingegen gerät die Zellteilung außer Kontrolle, und die sich teilenden Zellen ignorieren jeden Befehl, damit aufzuhören. Sie bilden Knoten oder Tumore.

Man ist sich heute einig, dass Krebs wahrscheinlich mit der Beschädigung der DNS durch ein Karzinogen (Krebs erregenden Stoff) beginnt. Dies ist eine Folge von dem was wir essen und mit der Luft einatmen, also des ununterbrochenen Kontakts mit Karzinogenen.

Von diesen nehmen wir im Laufe unseres Lebens massenweise zu uns. Zum Beispiel Lebensmittelkonservierungsstoffe wie Nitrit und Nitrate in verarbeiteten Fleischwaren, Teer und andere Giftstoffe im Zigarettenrauch, verbrannte oder dunkel gebräunte Speisen wie stark gebratenes oder gegrilltes Fleisch, ranzige (oxidierte) Öle, die oft in Restaurants und Kantinen mehrmals zum Frittieren verwendet werden, Umweltgifte in Form von Pestiziden und anderen Landwirtschaftschemikalien in unseren Früchten und im Gemüse und Giftstoffe in der Luft ganz allgemein.

Im Laufe der letzten zwei Jahrzehnten hat eine regelrechte Forschungsexplosion eine überzeugende Theorie hervorgebracht, die erklärt, weshalb Zellen altern, die Funktion verlieren und sterben: die Theorie der Alterung durch freie Radikale. Sie spielen eine wichtige Rolle bei vielen Krankheiten und beim Alterungsprozess.

Freie Radikale sind unvollständige Moleküle, die gefährlich instabil sind, weil sie ein partnerloses, freies Elektron besitzen. Die elektronenhungrigen Radikale reagieren leicht mit benachbarten Molekülen, indem sie ein Elektron stehlen. Das Molekül, das ein Elektron verliert, wird dabei gewöhnlich beschädigt und wird selbst zum freien Radikal, wodurch ein Dominostein ähnliche Reaktion von zellschädigenden Prozessen ausgelöst wird.

Wenn unsere Zellen Sauerstoff zur Energieproduktion benutzen, entsteht als Nebenprodukt eine kleine Zahl von veränderten Sauerstoffverbindungen, von denen viele freie Radikale enthalten. Anstrengender Sport, Stress und Krankheiten erhöhen die sauerstoffabhängigen Reaktionen in unseren Zellen und steigern so die Zahl der entstehenden freien Radikalen.

Unser Immunsystem produziert ebenfalls freie Radikale und benutzt sie, um Bakterien und Viren zu zerstören. Auch Entzündungen als Reaktion auf Allergene und andere fremde Substanzen erhöhen die Produktion von freien Radikalen. Sie kommen aber auch aus der Umwelt. Der erhöhte Gebrauch von gefährlichen Chemikalien und Technologien hat die Zahl in unserer Umwelt gesteigert. Zum Beispiel ist Ozon ein reaktives Verschmutzungsprodukt, das durch Autoabgase entsteht. Wenn wir Ozon einatmen, entstehen in der Lunge freie Radikale.

Was mich an der Theorie der freien Radikalen besonders fasziniert ist, dass sie konkrete Möglichkeiten und Lösungen aufzeigt, wie man die Schäden an den Zellen und deren Alterungsprozess verhindern oder mindestens vermindern kann. Sie zeigt nämlich sehr konkret auf, wie Nährstoffergänzungsmittel in Verbindung mit einer optimalen Ernährung dafür sorgen, dass in unseren Zellen reichlich natürliche antioxidative Verbindungen vorhanden sind, die uns vor den Attacken der freien Radikale schützen.

Die wichtigsten antioxidativen Nährstoffe sind diverse Vitamine, wie A, Beta-Carotin, C und E sowie verschiedenste Mineralstoffe vor allem Zink, Mangan und Selen. Antioxidantien mit höchster Kapazität liefern uns aber vor allem natürliche, frische, nicht industriell verarbeitete Lebensmittel.

Anfangs der Dreißigerjahre gewann Otto Warburg den Nobelpreis für Medizin für seine Entdeckung, dass Krebs anaerob sei: Krebs entsteht durch das Fehlen von freiem Sauerstoff. Obwohl dies eine sehr einfache, harmlose Entdeckung zu sein scheint, ist es in Wirklichkeit eine aufsehenerregende und signifikante, die einen Nobelpreis wert war. Grundsätzlich heißt das, dass Krebs durch einen Mangel an freiem Sauerstoff im Körper verursacht wird. Das ist die Ursache, der gemeinsame Nenner von Krebs, was auch immer diesen Mangel an Sauerstoff auslöst.

Die chemische Erklärung ist nach heutigem Wissen relative einfach, vielleicht viel zu einfach. Alkalische Lösungen (pH über 7.0) neigen dazu, Sauerstoff zu beherbergen, während Säuren (pH unter 7.0) Sauerstoff vertreiben. Eine milde alkalische Lösung nimmt über 100 Mal mehr Sauerstoff auf als eine milde Säure.

Es werden nicht umsonst so viele Bücher geschrieben und Empfehlungen über den Säure-Basen-Haushalt herausgegeben. Wenn die Körperflüssigkeiten sauer werden, dann wird der Sauerstoff aus dem Körper vertrieben und deshalb kann gemäß Warburg Krebs entstehen.

Die Ausnahmen sind Magen und Urin. Magensaft muss sauer bleiben, um Nahrungsmittel zu verdauen und Urin ebenfalls, um Abfallprodukte aus dem Körper zu entfernen. Das Blut muss immer alkalisch sein, so dass es den so wichtigen Sauerstoff beherbergen kann.

Mineralstoffaufnahme mit der Nahrung begünstigt den alkalischen Zustand des Blutes. Wenn der Körper jedoch ungenügend mit Mineralstoffen aus der Nahrung versorgt wird, so ist er gezwungen, sie von anderen Quellen zu stehlen. Er holt sich dann die lebensnotwendigen Mineralien, wie zum Beispiel Kalzium, aus dem Speichel, Rückenmark, Nieren, Leber und Knochen, um das Blut im notwendigen alkalischen Bereich zu halten.

Die demineralisierten Körperflüssigkeiten sowie Organe werden sauer und deshalb anaerob und können daher nicht nur Krebs auslösen sondern auch eine ganze Menge anderer degenerativen Krankheiten wie Herzprobleme, Diabetes, Arthritis usw.

Kein anderer Mineralstoff im menschlichen Körper löst so viele biologische Funktionen aus wie Kalzium. Es liefert die elektrische Energie für den Herzschlag und für alle Muskelbewegungen. Die Kalzium-Ionen nähren jede Zelle.

Sie sind auch für die wichtige Aufgabe der DNS-Vervielfältigung verantwortlich, was für einen gesunden oder zu reparierenden Körper entscheidend ist. Diese wichtige Rolle von Kalzium im biologischen System ist bereits in den Achtzigerjahren von vielen Wissenschaftlern erkannt worden (W.H.Moolenaar, L.K.Defize, S.W.Delaat, Albert Lehniger).

Kalziummangel ist gleichbedeutend mit mangelhaften Körperreparaturen und vorzeitigem Altern. Sogar die Kosmetikindustrie hat dies heutzutage erkannt und wirbt mit der immer noch jugendlich aussehenden Jane Fonda für eine Hautcreme, die Kalzium enthält, mit dem Slogan „Kalzium ist die Zukunft meiner Haut.“

All dies und hunderte von anderen Funktionen sind wichtig, aber keine ist wichtiger als die der Säure-Basen-Kontrolle: Kalzium ist für Säure, wie Wasser für Feuer. Kalzium zerstört Sauerstoff stehlende Säure in den Körperflüssigkeiten. Das führt zur vereinfachten, von der Medizin wohl kaum akzeptierbaren Hypothese: je mehr Kalzium desto mehr Sauerstoff und deshalb weniger Krebs oder andere degenerative Krankheiten.

Diese Hypothese führt uns dann unweigerlich zur Frage: wie viel Kalzium ist denn nötig? Die Antwort ist eigentlich einfach wenn man die Ernährungsweise von Millionen von Leuten auf der Welt ansieht, die mehr als 100 Mal die von unseren Fachleuten empfohlene Tagesdosis konsumieren mit der unglaublichen, massiven Nebenwirkung, dass sie viel älter werden als wir Westler und kaum Krebs oder andere degenerativen Krankheiten wie Herzinfarkt, Diabetes, Arthritis oder psychologische Probleme bekommen.

Fast alle diese Leute, die Tibeter, die Hunzas in Pakistan, die Vilcabamba Indianer in Ecuador, die Titicacas in Peru und die Bamas in

China leben in großer Höhe, mehr als 2500m über Meer. Ihr Trinkwasser ist Gletscherwasser, trüb und weiß von abgewetztem Stein, das über 15.000 Milligramm Kalzium pro Liter und viele andere Mineralstoffe und Spurenelemente enthält. Diese Kulturen trinken mehrere Liter pro Tag und konsumieren Produkte aus ihrem Ackerbau, die mit diesem Nährstoff geladenem Wasser getränkt wurden.

Die andere langlebige, krankheitsfreie Kultur auf unserer Erde, die nicht hoch in den Bergen leben, sind die Okinawas. Sie leben auf der südlich von Japan gelegenen Koralleninsel, die hauptsächlich aus Kalzium besteht. Vor über 500 Jahren entdeckten die Bewohner dieser Insel, dass die mit Korallensand gefütterten Hühner und Kühe doppelt so viele Eier und Milch produzieren. Sie fanden auch heraus, dass ihre Ernteerträge der mit Korallensand gedüngten Felder dreimal größer waren.

Als sie anfingen den Korallensand selbst zu konsumieren wurde den Ärzten die Existenz entzogen und sie waren gezwungen, die Insel zu verlassen. Das war der geschichtliche japanische Exodus.

Die frühen Europäischen Seefahrer entdeckten ihr Geheimnis und transportierten ganze Schiffe voll Kalzium reichem Korallensand nach Europa. In Madrid kann man heute im Historischen Museum die erste Apotheke der Welt bewundern mit 'Coral Calcium from Okinawa Japan' auf den Regalen.

Auch konnte die Medizin dieses Phänomen der Vorbeugung und Heilung degenerativer Krankheiten durch den Konsum hoher Dosen von Mineralstoffen und Vitaminen nicht übersehen. Bereits vor hunderten von Jahren haben Europäische Ärzte ihren Patienten Coral Calcium und andere natürliche Nährstoffe verschrieben.

In den Fünfzigerjahren entdeckte Dr. Carl Reich, dass seine Patienten sich von allen degenerativen Krankheiten praktisch selbst heilten, indem sie Mengen von Kalzium, Magnesium, Vitamin-D und anderen Nährstoffen konsumierten, die weit über den empfohlenen Richtlinien lagen. Dr. Reich war der erste nordamerikanische Arzt, der seinen Patienten 'Megadosen' von Mineralstoffen und Vitaminen verschrieb.

Er wurde dadurch von vielen als Vater der Präventivmedizin betrachtet. Er hatte Tausende geheilt, aber er verlor seine Lizenz, weil er erklärte, dass der Konsum von Mineralstoffen wie Kalzium, Krebs und eine ganze Anzahl von anderen Krankheiten vermeiden oder vielleicht sogar heilen kann.

Diese Theorie war ganz einfach 'zu einfach', um von der medizinischen Fakultät jener Tage akzeptiert zu werden. Gegen Ende der Neunzigerjahre wurde hingegen auch von medizinischen Wissenschaftlern erkannt, dass Kalzium-Ergänzungsmittel Krebs wirklich aufhalten oder sogar abbauen können.

Diverse renommierte Zeitungen und Zeitschriften begannen darüber zu berichten. So erschien in der New York Times der Artikel „Kalzium übernimmt die Rolle als Superstar der Nährstoffe“ in welchem dargestellt wird, dass eine im *Journal of the American Medical Association* veröffentlichte Studie Kalzium mit dem Verhindern von Krebs in den Organen Brust, Prostata und Bauchspeicheldrüse in Zusammenhang gebracht wird.

Auch wurde berichtet, dass das *American Journal of Clinical Nutrition* ein klarer positiver Einfluss von Kalzium auf praktisch alle Organe festgestellt und dass ein Forschungsteam der University of Southern California Kalzium in der Ernährung als Hauptfaktor für das Senken des Blutdrucks bei 110 schwarzen Teenagern herausgefunden hat.

Die New England Journal of Medicine berichtete, dass Kalzium Tumore im Darm verhindern kann und im *Readers Digest* erschien ein Artikel 'Der Superstar Nährstoff'. Darin wird das Journal of Medical Association zitiert, das in einer Studie herausgefunden hat, dass Teilnehmer, die bis zu 1500 Milligramm Kalzium pro Tag zu sich nahmen, Zellwachstum im Dickdarm normalisierten (was heißt, dass Krebs abgebaut wurde).

Der US World News Report schrieb in einem Artikel, dass immer mehr Forscher entdecken, welch positive Rolle Kalzium bei wichtigen Krankheiten von hohem Blutdruck bis Darmkrebs spielen kann. All diese Zeitschriften der Ärzteschaft sagen aus, dass Kalzium Krebs verhindern oder sogar heilen kann und dass kaum ein Organ seinem Einfluss entgeht. Leider haben bis heute viele Ärzte diese Botschaft noch nicht erhalten.

In diesem Zusammenhang ist es fast unglaublich, wenn einer der wichtigsten Krebsforscher Europas das Krebsrisiko fast ausschließlich mit Rauchen in Verbindung bringt und den Einfluss der Ernährung als praktisch unbedeutend erklärt. Es ist ja absolut unbestritten, dass Rauchen das wohl größte Risiko beinhaltet, nur ist die exponentielle Zunahme der Krebsfälle (1950: 20%, 2000: 40%, 2020: 50%?) nicht damit zu erklären, weil die Anzahl der Raucher (ca. jeder Vierte Erwachsene in Europa) im selben Zeitraum nicht zugenommen hat.

Also müssen andere Gründe für die enorme Zunahme der Krebsfälle verantwortlich sein, wie zum Beispiel der Mangel an natürlichen Nährstoffen (Gottes Gaben) oder die Vergiftung mit chemischen Stoffen. Es scheint, als ob der verlorene Kampf der Medizin gegen den Krebs mit Rauchverboten und Todesdrohungen auf Zigarettenpackungen auf einem Nebenkriegsschauplatz ausgetragen wird, während immer mehr auch Nichtraucher von der tödlichen Krankheit erfasst werden.

Noch oder immer noch ist der Glaube in die Medizin und an die Halbgötter in weiß sehr groß. Ihr Fortschritt und ihre Errungenschaften sind enorm und werden mit Hilfe der finanzkräftigen, mächtigen Pharmaindustrie mit modernsten Kommunikationsmethoden kontinuierlich an die Öffentlichkeit getragen.

Unter diesem Druck scheinen die Botschaften der viel weniger potenten und zudem zersplitterten Alternativmedizin nur sehr langsam durchzudringen. Auch steht ihr nur ein Bruchteil der finanziellen Mittel zur Verfügung, um den wissenschaftlichen Beweis ihrer Hypothesen oder Theorien durch Forschung und Studien zu erbringen.

Schon der berühmte griechische Arzt Hippokrates sagte: „Deine Nahrung soll deine Medizin sein." Mehr als 2000 Jahre später beginnt die moderne Wissenschaft, den Wert dieses einfachen Grundsatzes zu erkennen. Einer der Pioniere der Biochemie, der amerikanische Nobelpreisträger Linus Pauling prägte Ende der Sechzigerjahre den Ausdruck 'Orthomolekulare Medizin'.

Es ist die Theorie der Erhaltung des Körpers und Behandlung von Krankheiten mit körpereigenen Substanzen, das heißt mit Stoffen, die normalerweise bereits im Körper vorhanden sind oder bei Mangel eben zugeführt werden müssen. Es sind dies in erster Linie Vitamine, Mineralstoffe und Spurenelemente, die bei Mangel oder auch bei Ungleichgewichten Ursache von Krankheiten sein können.

Eine der großen wissenschaftlichen Fragen ist, wie die so wichtigen Mineralstoffe und allen voran Kalzium vom menschlichen Körper am besten aufgenommen und verwertet werden können. Es gibt eigentlich kein schlechtes Kalzium aber es gibt Unterschiede je nach Verbindung. Biologisch gebundenes Coral Calcium (Korallenkalk) liefert zum Beispiel neben genügend Kalzium auch Magnesium und Dutzende von Spurenelementen und wenn es dazu noch aus Okinawa, Japan kommt, ist es von umso besserer Qualität.

Natürlich ist nie nur ein einziger Nährstoff verantwortlich für die Gesunderhaltung unseres Körpers. Einer der wichtigsten, den wir benötigen ist das Sonnenlicht. Sonne auf der Haut produziert Inisotol Triphosphat, das die Mineralstoff-Verfügbarkeit im Körper reguliert, und Vitamin D, das es dem Darm erlaubt, große Mengen von Nährstoffen aufzunehmen. Die ultravioletten Strahlen der Sonne, die auf unser Gesicht und Augen treffen, regulieren die Produktion vieler Hormone, unter anderem den Kalzium-Regulator Calcitonin. So gesehen kann ein Mangel an Sonneneinstrahlung für eine ganze Anzahl Krankheiten, wie auch Krebs, mitverantwortlich gemacht werden.

Nochmals: Wahrscheinlich ist darum nicht verwunderlich, dass der Schwarzafrikaner, der fast nackt den ganzen Tag der Sonne ausgesetzt ist, weitgehend krebsfrei ist, während der Schwarzamerikaner, der die Sonne meidet wie eine Plage, eine dreimal höhere Krebsrate aufweist als der sonnenanbetende Weißamerikaner. Es gibt in den nördlichen Staaten Amerikas zweimal soviel Brustkrebs, wie in den sonnigen Südstaaten, und Prostata Krebs ist an der kanadischen Grenze 300% höher als an der mexikanischen. Es erstaunt somit auch nicht, dass sich viele mittel- und nordeuropäischen Krebspatienten im sonnigen, warmen Süden ganz einfach wohler fühlen und ihre Krankheit besser ertragen bzw. herausschieben können. Wenn Sonne Hautkrebs verursacht (was immer wieder behauptet wird), so sind die Opfer normalerweise Leute, die das Sonnenbaden mit ihrer nicht dafür geschaffenen Haut ganz einfach übertreiben respektive ihre Haut verbrennen oder es handelt sich um einen weißen Albino, der bereits infolge Mineralstoffmangel einige andere Krankheiten durchgemacht hat.

Forschungsergebnisse bezüglich krebshemmender Substanzen haben gezeigt, dass eine Vielzahl von Pflanzen und Nahrungsmitteln, die auf dem Speiseplan vieler Kulturen stehen, außergewöhnlich gute Lieferanten von Molekülen sind, die bestimmte Prozesse bei der Entwicklung von Tumoren stören können, analog zum Wirkungsmechanismus vieler Medikamente, die heute eingesetzt werden.

Medikamente, ob gegen Krebs oder andere Krankheiten, bestehen immer aus Molekülen, die eine für die Entwicklung der Krankheit absolut notwendige Phase blockieren können; als eine Art Schalter, der ein Fortschreiten der Krankheit verhindert, sobald er einmal eingeschaltet ist. Ein wertvoller Lieferant von solchen krebshemmenden Molekülen sind Gemüse aus der Familie der Kreuzblütler, also alle Kohlgemüse. Krebszellen verabscheuen sie. Der regelmäßige Verzehr dieser Gemüsearten, allen voran Brokkoli und Rosenkohl, bietet ein einfaches Mittel, um dem Organismus beachtliche Mengen von Glucosinolaten und ihren aktiven Formen, den Isothiocyanaten zuzuführen.

Dadurch lässt sich gegen die Entstehung mehrerer Krebsarten, insbesondere der Lunge und des gastro-intestinalen Systems vorbeugen. Besonders die Erkenntnisse über den gesundheitlichen Nutzen von Brokkoli sind sehr viel versprechend. Eine Ernährungsweise mit drei bis vier Portionen Brokkoli pro Woche hat sich als ausreichender Schutz vor Polypen des Dickdarms erwiesen – wichtigen Vorläufern bei der Entwicklung von Krebs an diesem Organ.

Und schließlich macht die hemmende Wirkung bestimmter Bestandteile dieser Gemüsefamilie auf die Östrogene sie zu bedeutsamen Helfern im Kampf gegen den Brustkrebs (*Krebszellen mögen keine Himbeeren*, R.Béliveau und D. Gingras, 2007 Kösel-Verlag). Auf alle Fälle sollte Kohlgemüse nur kurz gekocht und gut gekaut werden, damit es seine krebshemmende Wirkung voll entfalten kann.

Nach dem heutigen Wissensstand hat das Gemüse aus der Knoblauchfamilie (Knoblauch, Zwiebeln, Lauch, Schalotten) ein krebshemmendes Potenzial. Dies vor allem bei der Vorbeugung von Krebsarten des Verdauungssystems, insbesondere von Speiseröhren-, Magen- und Dickdarmkrebs. Außerdem glaubt man, dass es bei anderen Krebsarten, insbesondere bei Prostatakrebs, eine vorbeugende Wirkung haben kann.

In einer Untersuchung an Einwohnern von Shanghai stellte man fest, dass bei Menschen, die täglich mehr als 10g Gemüse der Knoblauchfamilie (Allium) verzehrten, 50% weniger Fälle von Prostatakrebs auftraten als bei denen, die weniger als 2g pro Tag konsumierten. Die heutigen Daten zeigen jedoch, dass in bestimmten westlichen Ländern weitaus geringere Mengen von Gemüse der Allium-Familie verzehrt werden, als dies für eine Verringerung des Risikos für Prostata oder andere Krebsarten notwendig wäre.

So essen zum Beispiel nur 15% der britischen Männer 6g oder etwa zwei Zehen Knoblauch pro Woche. Wenn man das hohe Risiko dieser Männer bedenkt, Prostatakrebs zu entwickeln, dann ist es wahrscheinlich, dass der Verzehr von Knoblauch eine Schlüsselrolle bei der unterschiedlichen Häufigkeit von Prostatakrebs in den verschiedenen Ländern spielt.

Verschiedene Versuche deuten darauf hin, dass die sekundären Pflanzenstoffe von Knoblauch und auch Zwiebeln die Fähigkeit haben, das Auftreten oder die Entwicklung bestimmter Krebsarten zu verhindern. Knoblauch schützt offenbar besonders wirkungsvoll vor der Entstehung von Krebs aufgrund von Nitrosamine – einer Klasse chemischer Verbindungen, die ein sehr hohes krebserregendes Potential besitzen.

Diese chemischen Verbindungen werden von unserer Darmflora ausgehend von Nitriten gebildet – einer Klasse von Nahrungsmittelzusätzen, die häufig als Konservierungsmittel eingesetzt werden, besonders in Fleischprodukten wie Würsten, Speck und Schinken.

Die phytochemischen Verbindungen des Knoblauchs verhindern also die Bildung von Nitrosaminen, die hochwirksamen Karzinogene, die sich mit der DNS verbinden. Sie verringern auf diese Weise das Risiko, dass diese Verbindungen Mutationen der DNS auslösen, und reduzieren so die Gefahr einer Krebserkrankung.

Auch wenn man noch viel weiter forschen kann und wird, besteht eigentlich heutzutage kein Zweifel, dass Knoblauch und andere Gemüsesorten dieser Familie in einer Strategie der Krebsvorbeugung durch Ernährung von zentraler Bedeutung sind.

Die Margarinelüge

Aus kommerziellen Interessen das lebensnotwendige Cholesterin als Verursacher von Herzinfarkt gebrandmarkt.

Herz- und Kreislauferkrankungen sind die häufigste Todesursache in der industrialisierten Welt. Seit vielen Jahren stirbt jeder Zweite daran. Wie bei Krebs bestehen große Widersprüche über die Gründe der vielen Herztode, aber offenbar ist auch hier das Lebens- bzw. Essverhalten unserer Gesellschaft maßgebend, während das Problem in weniger entwickelten Ländern kaum auftritt.

Die Ursache ist meist Arteriosklerose, eine Verengung der Arterien, der Gefäße, die sauerstoff- und nährstoffreiches Blut ins Gewebe und Organe befördert. Wenn diejenigen Arterien betroffen sind, die das Herz bzw. den Herzmuskel versorgen, dann führt das zum Herzinfarkt. Auch Teile des Gehirns können wegen einer verstopften Arterie zeitweilig nicht durchblutet werden, was zu einem Schlaganfall führen kann.

Obwohl mehr Menschen von Infarkten betroffen werden als von Krebs, ist es für den Betroffenen vielleicht das kleinere von den beiden Übeln. Stirbt einer daran, so ist das wie die unmittelbare Vollstreckung eines Todesurteils und nicht wie bei Krebs, ein mehr oder weniger langes und eventuell schmerzhaftes Warten auf den Tod.

Überlebt man einen Infarkt, so gibt es doch die Möglichkeit der Reparatur oder Behebung des Schadens durch Auswechslung (Bypass) oder der mechanischen Erweiterung der Arterien. Durch kleinere oder größere Anpassungen in der Lebensweise gekoppelt mit Medikamenten kann das Leben doch einigermaßen normal weitergeführt werden.

Sogar ganze Herzen können heutzutage ersetzt werden, sofern man einen Spender findet, aber auch da werden wir sicher noch neue Lösungen finden. Eines Tages werden wir sicher menschliche Organe wie Ersatzteile produzieren können. Die Fortschritte der Medizin und der Medizintechnik sind enorm und bewundernswert.

Da diese Ablagerungen an den Innenwänden der Arterien, die eine Verstopfung verursachen, vor allem aus Cholesterin bestehen, glaubte man den Hauptsünder für das Entstehen der Arteriosklerose gefunden zu haben. Cholesterin ist eine besondere Form von Fett, das für das normale Funktionieren des Körpers unerlässlich ist.

Es spielt eine wichtige Rolle bei der Zellbildung, bei der Produktion von Geschlechtshormonen und bei der Verdauung. Weil Cholesterin für eine gute Gesundheit so unentbehrlich ist, verlässt sich der Körper nicht auf eine Zufuhr von außen, obwohl es auch durch die Nahrung aufgenommen werden kann, sondern produziert den größten Teil der benötigten Menge selbst. Bei einem gesunden Menschen ist das zwischen 1 und 1.5 Gramm pro Tag. Leber und Dünndarm sind die wichtigsten körpereigenen Fabriken.

Von dort geht es ins Blut und mit ihm an die Stellen, wo es gerade gebraucht wird. Wie bei einer richtigen Fabrik regelt Angebot die Nachfrage: ist viel Cholesterin vorhanden, etwa weil von außen mit der Nahrung welches zugeführt wird, dann wird die Produktion zurückgefahren. Sinkt der Blutspiegel zu weit ab, weil sich der Mensch cholesterinarm ernährt, dann wird die Produktion angekurbelt.

So sorgt der Körper dafür, dass er nicht nur ausreichend mit Cholesterin versorgt ist, sondern auch dafür, dass die Menge möglichst konstant bleibt. Dabei zirkulieren gewöhnlich nur etwa zwei Prozent in der Blutbahn, der Rest befindet sich in den Zellen und erfüllt dort seine lebenswichtigen Aufgaben. Deshalb sagt der Cholesterinspiegel im Blut herzlich wenig über den Gehalt im ganzen Körper aus.

Über Jahre versuchte man mit allen Künsten der Statistik, Studien und mit allen möglichen Korrelationen ein Zusammenhang zwischen Herzinfarkt und Cholesterinspiegel im Blut herzustellen. Obwohl das, wie fast immer, nie abschließend gelang, waren Ärzteverbände und Regierungen vom Gedanken beseelt, die sich überfressende Menschheit von der Geißel des Herztodes befreien zu können.

'Prävention' (Vorsorge) stand auf den Fahnen des Kreuzzuges gegen Fett und Cholesterin und es dauerte nicht lange, da stellten sich auch Pharmaunternehmen und Nahrungsmittelkonzerne in den Dienst der guten Sache. Sie entwickelten lipidsenkende Medikamente, cholesterinfreie Rühreier, fettarme Wurst, fettreduzierte Mayonnaise und Margarine und, im Land der unbeschränkten Möglichkeiten Amerika, sogar die Margarine ohne Fett.

Alles höchst unnatürliche, mit künstlichen Hilfsmitteln versehene Produkte. Gleichzeitig zogen sie so natürliche Lebensmittel wie Butter, Eier, tierische Fette usw. in die Kategorie der fürs Herz schädlichen Produkte, obwohl diese von unseren Vorfahren, die noch nicht in Massen von Herzinfarkten dahingerafft wurden, in großen Mengen konsumiert wurden.

Auch ich war zu jener Zeit, im Dienste eines globalen Nahrungsmittelkonzerns, mitten in dieser Bewegung. Als weltweit größter Produzent von Nahrungsfetten, vor allem Margarine, hatten wir ausgezeichnete Kenntnisse über die Sorgen und Ängste unserer Konsumenten in Bezug auf den Fettstoffkonsum.

Als in den Nachkriegsjahren eifrige Forscher in einigen mittel- und nordeuropäischen Ländern einen Zusammenhang zwischen höheren Herzinfarktraten und mehr Verzehr von tierischen Fetten entdeckten, schienen die Schuldigen, nämlich Cholesterin und gesättigte Fettsäuren, als Verursacher des Herztodes gefunden zu sein.

Vor allem in Deutschland konnte die als billige Kriegsbutter bezeichnete Margarine aus ihrem Mauerblümchendasein heraustreten und mit überzeugenden Gesundheitsversprechen aufwarten. Die vorwiegend aus Pflanzenölen hergestellte Margarine besteht, im Gegensatz zu Butter und Schmalz, aus vorwiegend ungesättigten Fettsäuren und kaum Cholesterin.

Zudem wurde den mehrfach-ungesättigten Fettsäuren, wie sie in hohen Mengen im Distel- und Sonnenblumenöl vorkommen, einen besonders günstigen Effekt in Bezug auf die Regulierung des Cholesterinspiegels nachgesagt. Aus diesen Ölen entstand die Diätmargarine 'Becel' und ihr wurde deswegen die Werbebotschaft 'senkt den Cholesterinspiegel' von den Gesundheitsbehörden zugestanden.

Das passte hervorragend in die Cholesterinhysterie. 'Becel' wurde in Deutschland und den umliegenden ebenfalls kriegsgeschädigten Ländern eine Profitperle für den Nahrungsmittelkonzern, den cholesterinsenkenden Medikamenten der Pharmaindustrie ähnlich.

Die Strategie war für ein Nahrungsmittel einzigartig: Ärzte, vorwiegend Allgemeinpraktiker und Herzspezialisten, wurden laufend mit Originaldosen 'Becel' bemustert, begleitet von Forschungsberichten und PR-Artikeln in der Fachpresse, die die cholesterinsenkende Wirkung von 'Becel' bewiesen.

Selbstverständlich war die Forschung vom Konzern beauftragt oder mindestens stimuliert worden. Parallel zur Ärztebearbeitung wurden jahrelang dramatische TV-Werbkampagnen gefahren, die einen Zusammenhang zwischen zu hohem Cholesterinspiegel und Herzinfarkt herstellten.

Das alles geschah in den siebziger und achtziger Jahren. Die Wissenschaft war noch nicht so weit fortgeschritten, dass sie zwischen gutem (HDL) und schlechtem (LDL) Cholesterin unterschieden hätte. Es wurde nur der Gesamtcholesteringehalt im Blut ermittelt.

Wer über 180 oder mehr Milligramm pro Deziliter Blut aufwies, wurde zur Gruppe mit einem erhöhten Risiko für einen Herzinfarkt gezählt. So wurden viele, ja sehr viele Leute, nach heutigem Stand der Wissenschaft, zu Patienten gestempelt, um ihnen ein teures Produkt zu verkaufen, das zudem von den 'Göttern in Weiß' empfohlen wurde.

Und es kommt noch dicker: Um aus den flüssigen Ölen ein streichbares Fett zu machen wurde ein Teil dieser Öle gehärtet. Das heißt, dass diese Diätmargarinen seinerzeit so genannte Transfettsäuren enthielten. Heute weiß man, dass diese Transfettsäuren, die aus Fetthärtung (Hydrierung) entstehen, gesundheitlich sehr bedenklich sind und dem Herz vielmehr schaden als tierische Fette.

Die Bestrebungen sind heutzutage stark, sie in Produkten einzuschränken oder sogar ganz zu verbieten. Mittlerweile hat auch die Margarineindustrie für geringere Transfettsäuregehalte in ihren Produkten gesorgt. Ob das den Menschen etwas nützt, die seit Jahren auf dem Margarinetrip sind, darf jedoch bezweifelt werden.

Mit der Erkenntnis, dass im Mittelmehrraum die koronaren Herzerkrankungen viel seltener sind als in den nördlichen Industriestaaten kam die ganze Theorie des Einflusses von Fetten auf den Cholesterinspiegel ins Wanken.

Dort nehmen die Bewohner über 40% ihrer Kalorien in Form von Fett zu sich und beträufeln ihr trockenes Brot mit Olivenöl anstatt es mit Diätmargarine zu bestreichen. Es gibt sogar Leute, die trinken statt Orangensaft zum Frühstück ein Gläschen Olivenöl, das in manchen Regionen mehr als die Hälfte des verzehrten Fettes ausmacht.

Für die Diätmargarinehersteller, die den Siegeszug aus Nordeuropa auch im Mittelmeerraum fortsetzen wollten, war diese Feststellung der Konsumentengewohnheiten peinlich. Denn Olivenöl enthält kaum mehrfach ungesättigte Fettsäuren, die bislang als das gesundheitliche Nonplusultra gegolten hatten.

Kurzerhand brach man das Dogma und erklärte, die früher gefährlichen einfach ungesättigten Fettsäuren des Olivenöls seien ebenso gesund wie mehrfach ungesättigte. Und statt den Leuten die traditionelle Diätmargarine aufs Brot zu drücken kaufte man ganz einfach Olivenölfirmen. Mit der Beimischung von Olivenöl konnte zudem das Gesundheitsimage von Margarine auf eine für diese Region natürliche Weise aufgebaut werden.

Auch die millionenschwere Profitstory der mehrfach ungesättigten Fettsäuren ist nach weitergehenden Untersuchungen und Studien völlig umgekrempelt worden. Diese rein pflanzlichen essentiellen Fettsäuren, wie sie besonders Zahlreich in Sonnenblumen- und Distelöl vorkommen wurden als entscheidend für die cholesterinsenkende Wirkung gepriesen. Deshalb sind Diätmargarinen wie 'Becel' vor allem aus diesen Ölen hergestellt worden, während Fischöle als billiges, ungesundes Öl geschmäht wurde.

Heute ist nicht nur alles anders, sondern sogar umgekehrt. Neueste Studien haben bewiesen, dass die mehrfach ungesättigten Fettsäuren aus diversen Pflanzenölen (nun Omega-6-Fettsäuren genannt) dafür bekannt sind, dass sie Krebs auslösen können. Die Omega-3-Fettsäuren (wie sie vor allem in Fischölen vorkommen) sind dafür bekannt, dass die Entwicklung von Krebs hemmen und darüber hinaus sogar die Wirksamkeit der Chemotherapie steigern können.

Nach dieser Erfahrung ist es wohl ratsam, die von profitgierigen Nahrungsmittelunternehmen gemachten Gesundheitsempfehlungen mit größter Vorsicht zu genießen. Und all diese Gesundheits- Botschaften wurden von den entsprechenden Gesundheitsämtern abgesegnet und bewilligt, unterstützt von 'wissenschaftlichen Beweisen'. Die Hypothese, dass die Nahrungsmittelindustrie und die staatlichen Behörden mitschuldig sind, dass wir immer kränker werden, ist in diesem Zusammenhang sicher erlaubt.

Heute wissen wir, dass der größte Teil unserer westlichen Gesellschaft unzureichend mit der essentiellen Omega-3-Fettsäure DHA (Docosahexaensäure) versorgt ist. Die Ursache besteht in unserer heutigen Ernährung, in der wir zu viele Omega-6-Fettsäuren aufnehmen und zu wenig Omega-3. Omega-6 sind vor allem in den so gesundheitsgepriesenen Sonnenblumen-, Distel-, Soja- und Maiskeimölen sehr reichlich vorhanden. Aber auch im Fleisch von Tieren, die mit diesen Saaten gemästet wurden, anstelle von natürlichem Gras und Heu. Auch wenn das Fleisch mit 'bio' deklariert wird, heißt das nur, dass die Fütterung keine Pestizide enthielt, nicht aber, dass das Fettsäureverhältnis zugunsten von Omega-3 ausfallen würde.

Kaltwasserfische wie Lachs, Sardellen, Sardinen, Hering, Makrele und Thunfisch sind Hauptquellen von DHA (Docosahexaensäure, langkettige Omega-3-Fettsäure). Wer keine oder wenig dieser Fische oder auch Fischöl konsumiert, kann als Nahrungsergänzung neuerdings auch DHA in Form von Algenöl zu sich nehmen.

Omega-6 fördert Entzündungsprozesse und sollte zugunsten von Omega-3 eingeschränkt werden, denn dieses wirkt entzündungshemmend. Chronische Entzündungen können durch ein Übergewicht von Omega-6 entstehen.

Vermutlich sind sämtliche Zivilisationskrankheiten wie Arteriosklerose, Diabetes und viele Formen von Krebs durch chronische Entzündungen bedingt oder werden zumindest durch Störungen des Immunsystems in ihrer Entwicklung beschleunigt. So gesehen ist der durch die industrialisierte Landwirtschaft begünstigte Wechsel von Gras und Blättern zu den reichlich entzündungsfördernden Omega-6 enthaltenen Samen einer der folgenschwerste für unsere Gesundheit.

Mit dem Cholesterin ist es wie mit anderen Nährstoffen. Zu viel des Guten kann der Gesundheit auch schaden. Zum Beispiel kann auch zu viel Zucker oder Salz, ja sogar zu viel Wasser, einen Menschen umbringen. Wie Zucker oder Salz ist auch Cholesterin in der richtigen Dosierung eine Notwendigkeit fürs Leben. Es ist sogar eines der vorherrschenden Moleküle.

Es bindet und hält Zellwende zusammen und ist Grundelement für die Bildung vieler Hormone wie zum Beispiel auch Testosteron und Östrogen (Sexualhormone). Es wird auch gebraucht, um Nervenimpulse auszulösen und ist in größeren Mengen im Gehirn und in der Galle vorhanden.

Cholesterin verbindet sich im Blut mit diversen Fettsäuren und produziert verschiedene Formen Lipoproteinen. Der eine Typ ist das 'high density lipoprotein' (HDL) im Volksmund bekannt als das gute Cholesterin.

Leute mit einem hohen Gehalt von HDL haben sogar ein kleineres Risiko einen Herzinfarkt zu erleiden. Der andere Typ ist das schlechte oder böse Cholesterin, das 'low density lipoprotein' (LDL), das das Herzinfarktrisiko erhöht, was aber nicht heißt, dass es den Herzinfarkt verursacht. Das wäre eine nicht akzeptable Vereinfachung, nur weil das Cholesterin in größeren Mengen in der Ablagerung (Plaque) an den Arterienwänden vorgefunden wird und so den Blutfluss zum Herz behindert oder blockiert.

Es ist so, als wenn man behaupten würde, die Polizei sei schuld an allen Verbrechen nur weil sie immer am Tatort sind. Ironischerweise könnte man sagen, dass sowohl Polizei wie Cholesterin sich am Tatort befinden, weil sie Leben retten möchten.

Um die Rolle des Cholesterins bei den Ablagerungen zu verstehen, muss man sich erst fragen, warum sich dieser Plaque nur in den Arterien bildet, die das Blut in die verschiedenen Teile des Körpers pumpen, nicht aber in den dünnwandigen Venen, die das Blut ins Herz zurückführen.

Wenn das Cholesterin wirklich die Ursache der Ablagerungen ist, wie immer wieder von Wissenschaftlern behauptet, warum lagert sich dann dasselbe Cholesterin in demselben Blut nicht auch an den Venenwänden ab? Ein bisschen mehr oder weniger Cholesterin kann deshalb doch nicht die Ursache der Ablagerungen sein. Es muss doch andere Gründe geben.

Arterien und Venen sind beide mit einer inneren weichen Beschichtung ausgekleidet, die mit dem zirkulierenden Blut in Verbindung kommt. Die Arterien haben aber, im Gegensatz zu den Venen, ein sie umgebendes Muskelgewebe, das durch Ausweitung und Zusammenzug den Blutdruck reguliert und so eine gleichmäßige Blutzufuhr in die Organe und alle Körperteile aufrechterhält.

Dieses Muskelgewebe kann durch Milchsäure beschädigt oder sogar zerstört werden. Und hier sind wir wieder bei dem so wichtigen Säure-Base-Verhältnis. Auch die muskulären Oberflächen der Arterien werden ein beliebtes Ziel von sauren Körperflüssigkeiten. Im Jahre 1997 erklärt das 'New England Journal of Medicine', dass nicht das Cholesterin die Hauptursache von Herzkrankheiten sei sondern die Entzündung der Blutgefäßwände.

Mit einem beschädigten oder zerstörten Muskelgewebe werden die Arterienwände stark geschwächt. Ein Bruch würde zum sofortigen Tod führen. Um dies zu vermeiden, reagiert der Körper indem er die schwachen Arterienwände zu stärken versucht. Wenn die dünnen Arterienwände von elektrisch positiv geladenen Säuren umgeben sind (Säuren sind positiv und Basen negativ geladen) dann ziehen sie im Blut negativ geladenen Teile an.

Das heißt, dass beschädigte Arterien versuchen, sich selbst zu reparieren, indem die beschädigten Stellen mit Plaque auskleiden. Zu dieser 'Spachtelmasse' gehört neben Bindegewebe, Fetten und Kalzium (deshalb spricht man auch von Arterienverkalkung) auch das böse LDL Cholesterin.

Das Endresultat ist eine stärkere aber verdickte und verhärtete Arterienwand, die die Öffnung für den Blutstrom verkleinert. Dieser Zustand der mit Plaque ausgekleideten, verengten Arterien ist die Arteriosklerose. Sie ist die Ursache der meisten Herz- und Gefäßerkrankungen, verursacht durch Übersäuerung, was wiederum die Folge von Mineralstoffmangel sein kann.

Cholesterin arbeitet mit anderen Komponenten im Blut zusammen, um den Schaden in der Arterie zu beheben und so einen tödlichen Bruch zu vermeiden. Es ist deshalb absolut klar, dass je mehr Cholesterin im Blut vorhanden ist, je einfacher ist es, die lebensrettende Arbeit auszuführen. Unglücklicherweise ist das Cholesterin am Tatort des Verbrechens gefunden und wird deshalb vom Medizinalgericht als schuldig befunden.

Die Antwort der Medizin auf die Plaque-Ablagerungen sind cholesterinsenkende Medikamente (Statine). Sie sind äußerst wirksam und populär. Sie senken den Cholesterinspiegel der Patienten wirklich und steigern die Profite der Pharmaindustrie enorm. Wie alle Medikamente weisen aber auch sie eine lange Liste von Nebenwirkungen auf: Verstopfung, Durchfall, Müdigkeit, Schwindel, Kopfweh, Muskelkrämpfe, Magenverstimmung, Erbrechen, Fieber usw.

Und der Gipfel: Forscher haben herausgefunden, dass cholesterinsenkende Mittel Krebs in Ratten und Mäusen verursacht. Natürlich argumentiert die Pharmaindustrie, dass Nagetiere und Menschen nicht dasselbe sind, aber sie spielen doch mit unserem menschlichen Leben. Bei allen diesen Studien ist es dasselbe Spiel: jeder interpretiert sie zu seinem Nutzen, jeder zieht das heraus, was für ihn einen Vorteil verspricht.

Wenn all die cholesterinsenkenden Mittel keine Lösung des Problems bringen, dann greift die Medizin zum Skalpell. Man schneidet die beschädigte Arterie raus und ersetzt sie. Das ist eine mechanische Angelegenheit, wie das Ersetzen eines defekten Benzinschlauches im Auto. Das Problem ist nur, dass die Ursache nicht behoben wird, nämlich die sauren Flüssigkeiten, die das arterielle Muskelgewebe zerstören. Das heißt, dass auch die ersetzte Leitung eines Tages wieder kaputt geht und das ist etwa alle vier Jahre der Fall.

Somit sind wir wieder bei der Vorsorge. Was können wir tun, damit die Medizin mit Medikamenten oder Skalpell schon gar nicht eingreifen muss? Man mag es schon gar nicht mehr hören, doch kommen wir in diesem Zusammenhang nicht um das Thema herum.

Rauchen verdoppelt die 'Chancen', eines Tages an einem Herzinfarkt zu sterben. Etwas laienhaft betrachtet hat das sicher damit zu tun, dass durch das Rauchen die Sauerstoffzufuhr beeinträchtigt wird und Sauerstoff ist für die Muskelfunktion – auch für das die Arterien umgebende Muskelgewebe – der entscheidende Energielieferant.

Wenn Muskelzellen ohne genügend Sauerstoff arbeiten müssen, dann entsteht als Abfallprodukt Milchsäure, was die Muskelzellen lähmt oder sogar beschädigt. Deshalb wird ein aerobes Sportprogramm (Energieproduktion mit Sauerstoff) empfohlen, das mit Maß ausgeübt, gutes, lebenswichtiges HDL-Cholesterin produziert und das Herzinfarkt-Risiko senken kann.

Wie schon im Zusammenhang mit Krebs und vielen anderen degenerativen Krankheiten erwähnt, sind auch Herz-Kreislauf-Krankheiten (die heutige Haupttodesursache der industrialisierten Welt) ebenfalls durch Zellprobleme verursacht, die wiederum vor allem auf Kalzium-Mangel zurückzuführen sind.

Die Wichtigkeit von Kalzium im Körper ist kaum mehr wegzuleugnen. Kalzium ist der biologische Leim, der die Zellen zusammenhält und die wichtigsten Bedingungen liefert, die für ein gesundes Leben notwendig sind. Kalzium ist für hunderte von biologischen Funktionen verantwortlich.

Unter anderem baut es Säure in den Körperflüssigkeiten ab, die damit mehr Sauerstoff transportieren können und so eine gesunde Muskeltätigkeit garantieren (auch im Muskelgewebe, das die Arterien umgibt), ohne dass sie die gefährlichen Abfallstoffe wie Milchsäure bei der Energiegewinnung produzieren müssen. Schlussendlich spielt Kalzium eine zentrale Rolle im Herzmuskel selbst, wo das Ausdehnen, das Zusammenziehen und die Ruhephase durch Kalzium begleitet werden.

Als Hauptursache für das Entstehen von degenerativen Krankheiten werden immer wieder genetische Gründe erwähnt. In meiner vereinfachten Sicht der Dinge scheint mir dies eine totale Verlegenheitsbegründung zu sein. Wenn unsere Vorfahren viele der uns nun bedrohenden Krankheiten wie Krebs, Alzheimer, Diabetes, Herz-Kreislauf usw. nicht oder kaum kannten, kann es doch nicht sein, dass wir diese vererbt haben.

Dass Gene Krankheiten verursachen, ist wohl einer der größten Irrtümer, die die heutige Wissenschaft verbreitet. Weil wir die wirklichen Ursachen nicht oder noch nicht finden, ist es so einfach zu sagen, dass jemand mit bestimmten Genen geboren wird und damit machtlos gegen die bestimmten Krankheiten sei.

So wie ich dieses komplizierte Thema vereinfacht verstehe sind die Gene die biologische Computerkarte des Körpers, die ihm zeigen, welchen Weg der Körper gehen kann oder eben nicht. Es ist die Veranlagung. Die Gene bestimmen nur, für welche degenerative Krankheit der Mensch anfällig ist. Die Gene verursachen aber die Krankheit nicht.

Viel einleuchtender, aber von der Medizin nur bedingt akzeptiert, ist für mich die Theorie der Übersäuerung. Diese wird unter anderem durch einen Mangel an Mineralstoffen verursacht. Saure Körperflüssigkeiten können weniger des Energie produzierenden Sauerstoffs aufnehmen und sind deshalb ein idealer Nährboden für alle möglichen Krankheiten. Die Gene nehmen sich nur die heraus, zu der sie gezwungen sind.

Apotheke der Zukunft

Sonne, Luft, Erde und Wasser 'kochten' die Ursuppe vor mehreren Milliarden Jahren. In ihr bildeten sich die ersten organischen Moleküle. Der Ursprung des Lebens.

Physikalische Energien wie Hitze, Kälte, Strahlung, Blitze, Ebbe, Flut, Wind und Wellen leiteten biochemische Reaktionen ein. In der Ursuppe bildeten sich Nukleotide, rekombinierbare Nukleinsäure (DNS), daraus Gene und erste Formen von Mikroorganismen wie Viren, Bakterien und Plankton.

Im Meer entwickelten sich Algen, Krebse und Fische und an Land gespült: Flechten, Moose, Pflanzen und Lurche, Reptilien, Dinosaurier, Vögel, Säugetiere und Menschen.

Die Mineralien und Spurenelemente waren von Anfang an da und sie sind für uns alle lebenswichtig. Sie haben in der Pflanze sowie bei Mensch und Tier Enzymstruktur- und Cofaktorfunktionen. Zum Beispiel hat Eisen die Funktion der Hämoglobin- und Myoglobinbildung, Sauerstofftransport. Kupfer: Blutbildung, Nervensystem. Zink: Hautfunktion und Wundheilung. Selen: Zellschutz und Immunsystem. Magnesium: Chlorophyllbildung und Kohlenstoffwechsel.

Ernährungswissenschaftler haben schon lange erkannt, dass Mineralstoffe und Spurenelemente als organisch/biologisch gebundene Komplexe vorkommen. Diese Verbindungen sind generell besser verfügbar als chemisch/synthetische bzw. die aus anorganischen Quellen.

Wissenschaftler haben bis vor nicht allzu langer Zeit die Wichtigkeit der Ozeane in Bezug auf nachhaltiges Leben auf unserem Planeten unterschätzt. Die komplexen und verschiedenartigsten Zusammensetzungen machen die Ozeane zum Heim von viel mehr lebenden Organismen als das Land. Wo es Wasser gibt pulsiert das Leben.

Wasser ist das ideale Medium, um organische und anorganische Materialien aufzunehmen. Die Lebensformen in den Ozeanen, Flüssen, Bächen und Seen sind die wichtigsten Bestandteile in der Ernährungskette des pflanzlichen und tierischen Lebens. Die Heilkraft von Meerwasser ist von praktisch allen Kulturen dieser Erde während Jahrtausenden erkannt worden. Behandeltes Meerwasser ist als Medizin mit den verschiedensten Vorteilen benutzt worden. In Kriegszeiten hat es sogar Bluttransfusionen ersetzt.

Ca. 80% allen tierischen Lebens auf unserem Planeten existiert im Meer. Auch das pflanzliche Leben ist sehr reichhaltig. Vor allem Seetang gehört zu den am schnellsten wachsenden, fruchtbarsten Seegewächsen dieser Erde. Die Biomassen variieren in ihrer Dichte durch die Ozeane hindurch.

Am wenigsten wissen wir über die Lebensformen in den tiefsten Meeresgründen. Die Unterwasserwälder von Seetang und die Korallenriffe gehören zu den reichsten Biomassen mit hoher Konzentration von lebenden Organismen. Korallenriffe wachsen über Tausende von Jahren und reifen zu reichster Ökologie, in der Nährstoffe und Mineralien konzentriert auftreten. Wenn die Ozeane als 'Suppe des Lebens' betrachtet werden, dann sind diese Unterwasserwälder und Korallenriffe die Klöße oder Suppeneinlagen mit riesiger Lebenskraft.

Die Ozeane sind ein schier unglaubliches und noch weitgehend unerforschtes Reservoir von Metallen, Mineralien und chemischen Substanzen, die Leben unterhalten. Sie enthalten viele Faktoren, die durch ihre eigenen lebenden Organismen produziert werden.

Eine Analyse von Meerwasser kann ganz unterschiedliche Resultate zeigen, je nach dem, wo die Probe genommen wird. In jedem Fall enthält sie aber eine ganze Reihe von organischen Verbindungen aus pflanzlichem und tierischem Leben, wie organische Säuren,

Sterole, Carotinoide, freie Enzyme, Fette, Kohlenhydrate und Proteine.

In den Anhäufungen von Lebensformen, wie die Korallenriffe, konzentrieren sich diese komplexen Verbindungen. Sie sind aus allen Ernährungskategorien zusammengesetzt, die uns Landlebewesen bekannt sind. So gesehen sind die Ozeane das Spiegelbild der Lebensvielfalt, die wir auf dem Land haben.

Das chemische Gleichgewicht der Ozeane unterstützt Leben in sehr komplexer Art. Es erstaunt deshalb nicht, dass viele marine Lebensformen, wie die Korallenriffe, Substanzen produzieren, die sehr potente, verschiedenartigste biologische Reaktionen in der Natur bewirken.

So sind von Wissenschaftlern marine Verbindungen entdeckt worden, die antibiotische, antivirale, wachstumsfördernde, das Herz stimulierende oder sogar krebshemmende Wirkung aufweisen. Die verschiedensten Medikamente und Nahrungsergänzungsmittel haben zwar marinen Ursprung, doch sind bis heute die Gesundheitsgeheimnisse der Ozeane weitgehend unerforscht.

Zum Beispiel sind die Omega 3 Fettsäuren wichtige Nährstoffe, die aber noch viel weitreichendere Vorteile haben, wie die Begünstigung einer guten Funktion des Herz-Kreislauf-, Immun- und zentralen Nervensystems.

Auch die moderne Pharmaindustrie bedient sich der Rohstoffe aus den Ozeanen. Viele Medikamente und Diagnosemittel werden von Proteinen, Hormonen und anderen chemischen Mitteln aus marinen Pflanzen und Tieren gewonnen.

Die ältesten gefundenen medizinischen Texte (in Chinesisch, Ägyptisch, Lateinisch) deuten darauf hin, dass Meeresalgen, Fische und wirbellose Tiere als Heilmittel verschrieben wurden. Schlussendlich ist es doch auch interessant zu sehen, wie das Meer und die Strände Leute in Scharen anziehen, die sich dort psychologisch entspannt und wohl fühlen.

Das sind marine Kräfte, die wir heute überhaupt noch nicht erfassen können. Es scheint, dass die Ozeane Balsam für unseren Körper und Geist sind.

Korallenriffe sind Berge von Mineralien im Meer unter denen Kalzium Carbonat (Kalk) eine vorherrschende Stellung einnimmt. Kalzium ist eine Art biologischer Leim und anorganischer Baustein der auf unserem Planeten allgegenwärtig ist. Die lebenden Korallenpolypen benötigen ganz bestimmte klimatische und ökologische Bedingungen, um ein Riff zu bauen, nämlich ca. 20 – 30 Grad warmes Meerwasser und Sonnenlicht, das für die lebensnotwendige Photosynthese verantwortlich ist.

Ein klassisches Beispiel dieses geographischen Phänomens ist die Infrastruktur der Inselketten in und um Okinawa, Japan. Das Coral Calcium von Okinawa ist von besonders hoher Qualität, weil auf den flachen Inseln die Wellen den Korallensand nicht ins Meer hinaus gewaschen haben. Zudem sind die Inseln aus Vulkantätigkeit entstanden, durch die die Riffe mit enormen Mengen von Mineralstoffen gefüttert wurden. Auch sind Okinawa und die angrenzenden Inseln ausgesprochen sauber, das heißt, dass das Wasser von den sonst so üblichen Verschmutzungen verschont geblieben ist.

Die Verwendung der Koralle zur Nahrungsergänzung ist vor allem im japanischen und asiatischen Raum Jahrtausende alt. Die über dem Meeresboden gelegenen Korallenformationen werden von einem Meerestier, dem Korallenpolypen erzeugt, der durch die Verdauung von ionischen (im Wasser gelösten) Meeresmineralien das Korallenskelett erzeugt.

Über 70 verschiedene Mineralstoffe und Spurenelemente stehen in permanenter Wechselwirkung zueinander und werden zum Aufbau der Korallenstruktur benötigt. Fossiles Korallenkalzium enthält deshalb organische, also verdaute und wieder eingebaute Meeresmineralstoffe, die dadurch für den menschlichen Organismus besonders gut resorbierbar sind. Es ist deshalb nicht nur eine Kalziumquelle, sondern eine vollständig natürliche Quelle für alle lebensnotwendigen Mineralstoffe und Spurenelemente.

Für die Herstellung der handelsüblichen Nahrungsergänzungsmittel aus Korallen werden normalerweise ausschließlich Korallenbruchstücke verwendet, die durch natürliche Erosion abgelöst und an den Stränden abgelagert wurden. Die Urkoralle bleibt vollkommen unberührt. Dieses 'Ernten' wird in Okinawa unter strengster Aufsicht der japanischen Regierung vorgenommen und ist ökologisch absolut unbedenklich. Jegliches Vergehen und Beschädigung der Riffe wird massiv bestraft.

Es gibt prinzipiell zwei Arten von Coral Calcium, das als Nahrungsergänzungsmittel verwendet wird. Der erste Typ ist fossiles (versteinertes) Coral Calcium, das an Land abgelagert bzw. an die Strände gespült wurde. Der zweite Typ wird durch die Wellen vom Riff abgetrennt und auf dem Meeresboden abgelagert. Dieses marine Coral ist in seiner Zusammensetzung näher der lebenden Form der Korallen, da die marinen Mikroben noch aktiv und viele organische Mineralstoffe und Spurenelemente noch vorhanden sind im Gegensatz zu dem fossilen (Land-)Coral, das durch Jahrtausende von Regen um Teil ausgewaschen wurde. Marines Coral enthält zum Beispiel mehr Magnesium und deshalb das für die menschliche Ernährung ideale Kalzium / Magnesium Verhältnis von 2 : 1.

Die Bevölkerung von Okinawa, Japan, gehört zu den Bevölkerungsgruppen mit der höchsten Lebenserwartung auf unserem Planeten. Sie leben auch bedeutend länger als andere Japaner. Im Verhältnis gibt es dort mindestens 10% mehr Hundertjährige als im restlichen Japan, und die Sterblichkeitsrate aufgrund von Hirnschlägen, Krebs und Herzerkrankungen ist fast halb so hoch wie im Landesdurchschnitt.

So wie die Hunzas in den Bergen von Pakistan, die Abchasier im Kaukasus, die Bamas von China und die Tibeter konsumieren wie auch die Okinawas Kalzium reiches Wasser und sind täglich dem

Vitamin D produzierendem Sonnenlicht ausgesetzt. Sie haben keine Sonnenbrillen und schmieren sich keine Sonnenblocker mit Faktor 20 und mehr auf das Gesicht.

Alle diese Kulturen konsumieren Mineralstoffe, wie Kalzium, in Mengen, die unsere Doktoren und Gesundheitsbehörden als gesundheitsschädlich oder sogar tödlich bezeichnen. Aber diese Leute sterben nicht vorzeitig und sind weitgehend ohne degenerative Krankheiten, wie Krebs, Diabetes, hoher Blutdruck, Alzheimer usw., während die Patienten unserer heutigen modernen Medizingesellschaft vorzeitig erkranken und oft unter Schmerzen und Leiden älter werden. Unsere wichtigsten Gesundheits-Ratgeber, die Ärzte, gehören zusammen mit den Wirten zu den Berufsgruppen mit der niedrigsten Lebenserwartung. Sie werden kaum 60 Jahre alt.

'Lebenserwartung'" ist definiert durch den Zeitpunkt des Todes. 'Lebensqualität' ist mit dieser Bezeichnung eng verbunden. Das heißt, dass langes Leben im Einklang mit einem Leben unter den günstigsten Bedingungen stehen sollte.

In unserer westlichen Gesellschaft ist krank sein oder 'altkrank' oft als ein unvermeidbarer Zustand des Lebens in höherem Alter akzeptiert. Das darf doch eigentlich nicht so sein. Unser Ziel muss es sein, in Richtung höherer Lebenserwartung zu arbeiten, gekoppelt mit Lebensqualität, das heißt alt werden ohne Krankheiten. In Okinawa gehen Gesundheit und langes Leben zusammen. Davon können wir nur lernen.

Fast täglich werden wir von den verschiedensten Medien überzeugt und beeindruckt, dass wir in unserer westlichen, industrialisierten Welt immer älter werden. Es fällt geradezu auf, dass die Gratulationssendungen im Radio sich an immer älter werdende Mitbürger richten.

Ja, das stimmt, aber viele dieser Leute liegen in Pflegeheimen oder in Krankenhausbetten. Andere sind an Apparate angeschlossen, die ihren Körper physisch am Leben erhalten, aber eigentlich 'leben' diese Leute nicht mehr. Fast alle sind praktisch 'altkrank'. Ist das denn die lange Lebenserwartung, die Altersqualität, die wir suchen? Und diese Generation hatte noch das Glück, während ihres Lebens nur einen Bruchteil des Giftes, der 'unnatürlichen' Lebensmittel und der Medikamente zu konsumieren, die heutzutage unseren Körper verseuchen.

Unsere heutige Gesellschaft hat eigentlich das Potential, über hundert Jahre gesund zu leben. Bei den meisten Tieren gibt es diesen Faktor 7, der die Lebenserwartung bestimmt. Zum Beispiel: Hunde reifen mit 2 Jahren und haben (mal 7) eine Lebenserwartung von 14. Pferde mit 3 und werden um die 21. Menschen reifen mit 12 – 18, leben aber durchschnittlich nur 70 bis 80 Jahre (anstatt mit Faktor 7 sogar über hundert).

Dann greifen die Todeskrankheiten zu. Diese Killer sind: Herz-Kreislaufkrankheiten, Krebs und die Konsequenzen von verschiedenen chronischen Krankheiten. Wenn Herzkrankheiten und andere Herz-Kreislauf-Störungen wie Bluthochdruck und Schlaganfälle eliminiert würden, dann könnten bis zu zwei Jahrzehnten an Lebenserwartung gewonnen werden.

Und wenn man dann noch Krebs ausschalten könnte, dann würden weiter 5 – 10 Jahre an gutem Leben gewonnen. Wenn wir also diese Haupt-Todesursachen ausschalten könnten, dann würden wir der Menschheit zu einer viel höheren, krankheitsfreien Lebenserwartung verhelfen, so wie sie die Kalzium konsumierenden Kulturen, wie die Okinawer, die Hunzas, die Tibeter und andere genießen.

Natürlich sind es nicht nur das Kalzium, Magnesium und viele andere lebensnotwendigen Elemente, die im Wasser und in der Erde in großem Ausmaß bei diesen Kulturen vorkommen, und ihnen zu guter Gesundheit und einer dramatischen Verzögerung des Altersprozesses verhelfen. Diese Völker haben all diese lebensnotwendigen Stoffe in ihren Lebensmitteln und essen auch mehr Gemüse, Ballaststoffe aber tendenziell weniger Fleisch als die Kulturen mit einer niedrigeren Lebenserwartung.

Während vieler Jahre haben die Okinawer Coral in vielen verschiedenen Anwendungen verwendet und wenn es nicht in der Küche verwendet wurde, dann war es doch mindestens im Wasser präsent. Wissenschaftler und Forscher haben lange geglaubt, dass die hohe Lebenserwartung dieser Bevölkerung der Ernährung und des Klimas zuzuschreiben sei.

Professor Kobayashi hat jedoch bereits 1950 festgestellt, dass es einen Zusammenhang zwischen dem 'harten Wasser', das die Okinawer konsumieren, und ihrem langen, gesunden Leben gibt. Das natürliche frische Okinawa Wasser enthält einen besonders hohen Anteil an Mineralstoffen, weil es durch Korallenrückstände gefiltert wird, wo es die lebenswichtigen Mineralien und Elemente in einer Form aufnimmt, die einfach im biochemischen Mechanismus des Lebens verwendet werden können. Es ist wissenschaftlich klar bewiesen worden, dass der Mineralstoffgehalt des Wassers in Okinawa einen klaren gesundheitlichen Vorteil gegenüber dem 'weichen Wasser' (Mangel an Mineralien) hat, das in den meisten westlichen Ländern benutzt wird.

Viele Gemeinden haben versucht, das Trinkwasser weich zu machen. Nachdem was wir in Bezug auf die lebensnotwendige Funktion der Mineralstoffe und vor allem Kalzium gehört haben, scheint dies eine große Gefahr für unsere Gesundheit zu sein. Hartes Wasser ist von Natur aus reich an Kalzium und Magnesium. Beides sind die vorherrschenden Elemente in marinem Coral Calcium.

Wenn Haushaltswasser hart ist, reduziert es die Waschmittel- und Seifenaktivität und es verstopft die Leitungen in unseren Haushaltsgeräten und Leitungen. Zudem hinterlässt das harte Wasser in der Wäsche Salzrückstände mit grauen Flecken und einen grauen Film auf dem Geschirr. All diese Unannehmlichkeiten und Ärgernisse haben uns dazu geführt, das Wasser im Haushalt zu enthärten.

Weiches Wasser hat einen höheren Natriumgehalt und wird in vielen Teilen der Welt produziert indem Kalzium und Magnesium (Kalk) entfernt werden. Weichmachen heißt also, dem Wasser gesundheitsförderndes Kalzium und Magnesium entziehen und dafür ungesundes Natrium beigeben.

Unsere bequemen Lebensformen, die saubere Wäsche und sauberes Geschirr, die sauberen, funktionierenden Leitungen und Apparate entziehen uns schlussendlich lebensnotwendige Bestandteile in unserem Wasser. Wasser ist so lebensnotwendig, dass wir Menschen nur ein paar Tage ohne es überleben können. Wasser ist die ideale Basis um menschliches, tierisches und pflanzliches Leben zu garantieren. Geben wir Sorge dazu und lassen wir es so natürlich und unverändert, wie es von Gott für uns geschaffen wurde! Nur so macht es Sinn, dass wir davon täglich mehr als 2 Liter konsumieren sollten, wie von allen Gesundheitsratschlägen zu entnehmen ist.

Eines der größten Probleme, das die Wissenschaft beschäftigt, ist die Aufnahmefähigkeit des Körpers für Mineralstoffe und Spurenelemente. Leider ist Kalzium Carbonat (Kalk) einer der Mineralstoffe, der für den Körper am schwierigsten ist, aufgenommen zu werden, da er im Magen zuerst durch die Magensäure aufgelöst und ionisiert werden muss, so auch das in anorganischer Form vorkommendes Kalzium im Trinkwasser.

Vor allem ältere Menschen entwickeln nicht mehr genug Magensäure, um Kalzium Carbonat (wie in vielen Kalzium Nahrungsergänzungsmitteln und Antazidas vorhanden) bioverfügbar zu machen. Kalzium in Chelatform (gebunden an ein Trägermolekül wie zum Beispiel Kohlensäure) ist bereits aufgelöst und ionisiert und kann deshalb besser absorbiert werden, besonders von Leuten mit einer niedrigen Magensäureproduktion.

Chelate sind Verbindungen von organischen Substanzen mit Metall-Ionen. Die Chelatform wird in der Wissenschaft oft als 'bio-anorganische Verbindung' bezeichnet. Kalzium, wie es in der Korallenform vorkommt, ist ein natürliches Chelat, und deshalb sehr schnell bioverfügbar.

Schwedische Wissenschaftler haben herausgefunden, dass Coral Calcium aus Okinawa zu fast 100% vom Körper aufgenommen wird, während normales Kalzium Carbonat eine Aufnahmerate von lediglich 2 – 3% hat. Kein Wunder, hat Coral Calcium so gute Erfolge bei Menschen zu verzeichnen, die an Mineralstoffmangel und deren fatalen gesundheitlichen Folgen leiden.

Vor einigen Jahren bin ich in den USA auf Bob Barefoot gestoßen, erstmals in einer Fernseh-Talkshow. Dann habe ich seine Bücher und seine Vorträge auf Tonband gekauft. Barefoot ist ein amerikanischer Wissenschaftler, der sich mit biologischem Kalzium über mehr als 40 Jahre beschäftigt hat. In seinem Buch *Barefoot on Coral Calcium* preist er Coral Calcium als einzigartiges marines Wunder für die Gesundheit sowie als das beste verfügbare Kalzium für die Nahrungsergänzung.

Für ihn ist Coral Calcium ein 'powerhouse of health' (Lebenselixier), das all die Mineralstoffe enthält, die die ganze Körperchemie in Funktion halten. Kalzium ist zwar der Hauptbestandteil von Coral Calcium aber es enthält auch eine große Zahl verschiedener anderer lebensnotwendigen Mineralstoffen und Spurenelementen wie Magnesium, Zink, Strontium, Selen und viele mehr. Barefoot ist von der amerikanischen FTC (Free Trade Commission) angeklagt und verurteilt worden, weil er in einem Fernsehinterview gesagt hat, dass Coral Calcium sogar Krebs heilen könne.

Das FTC ist ein amerikanisches Bundesamt, das die Hauptzielsetzung hat, Konsumenten zu schützen. Es ist gegründet worden, um Missbräuche von wirtschaftlichen Monopolen zu verhindern und kleineren Unternehmen ebenfalls eine faire Wettbewerbschance zu geben. In einer TV Interview-Werbesendung, einem so genannten 'Infomercial', hat Robert Barefoot seine Meinung über die möglichen gesundheitlichen Vorteile von Coral Calcium ausgedrückt.

Vom Interviewer herausgefordert hat er gesagt, dass Coral Calcium Krebs heilen kann oder mindestens hat man es so verstehen können. Bevor die Sendung ausgestrahlt wurde, hat der Produzent eine Kopie der FTC gesandt, um sicherzustellen, dass es keine rechtlichen Probleme mit der 'gewagten' Gesundheitsaussage gibt. Eine Antwort des FTC blieb aus und während das Produkt längst vermarktet wurde und tausende von positiven Reaktionen von Konsumenten eingingen, wurde offenbar eine geheime Untersuchung zusammen mit der FDA (Food and Drug Administration – amerikanische Gesundheitsbehörde) durchgeführt.

Das Resultat war eine Klage des FTC gegen den Produzenten und Barefoot wegen unbegründeter Gesundheitsanpreisung von Coral Calcium. Auch bei uns in Europa ist es so, dass Gesundheitsanpreisungen nur für Arzneimittel aber nicht für Nahrungsergänzungs- oder Lebensmittel gemacht werden dürfen, es sei denn, sie sind von der entsprechenden Gesundheitsbehörde aufgrund wissenschaftlicher Untersuchungen bewilligt.

Tatsache ist, dass Coral Calcium eine über 600 jährige Geschichte mit Millionen von Leuten hat, die diesen Nährstoff nahmen oder heute noch nehmen. Es gibt tausende von 'Testimonials' (Bezeugungen), von Leuten mit sehr ernsthaften Gesundheitsproblemen und degenerativen Krankheiten, denen Coral Calcium geholfen hat oder die damit sogar geheilt worden sind.

Gesundheitsbehörden und Wissenschaftler spotten aber sehr oft über die Aussagen von Betroffenen. Sie geben dutzende von Gründen, warum Testimonials wertlos sind. Das kann man tatsächlich so sehen, wenn es zu einem Thema nur einzelne Testimonials gib. Geht es aber in die Tausende, wie im Falle von Coral Calcium, dann sollten diese eigentlich zu wissenschaftlichen Fakten werden.

Nachfolgend finden Sie eine kleine Anzahl solcher Testimonials, die ich aus dem Buch *Barefoot on Coral Calcium* (Health Secrets of the Coral of Okinawa by Robert R. Barefoot) übersetzt habe. Die Namen habe ich aus Persönlichkeitsgründen geändert.

Nr. 1. „Hallo, mein Name ist Jeff S., ich bin 29 und lebe in Ohio. Ich bin athletisch und glaube in guter gesundheitlicher Verfassung zu sein. Vor ein paar Monaten tat mir plötzlich der Nacken weh und schwoll an. Ich versuchte es zu ignorieren, aber es fing an zu schmerzen. Es ging nicht lange und die Schwellung nahm die Größe eines Golfballs an. Meine Mitarbeiter wollten, dass ich einen Arzt aufsuche. Die Diagnose war bösartiger Krebs und der Arzt riet mir ihn operativ entfernen zu lassen. Er sagte, dass es keinen anderen Weg gäbe. Ich hatte keine Krankenversicherung für die Operation und war total verängstigt. Ein Freund schlug vor, ich solle doch mal Coral Calcium probieren. Ich dachte, so ein bisschen Kalzium kann es doch nicht sein, aber da ich so verzweifelt war fing ich an, Coral zu nehmen. Nach einer Woche nahmen die Schmerzen ab. Nach zwei Wochen hatte sich die Tumorgröße wesentlich verringert und nach vier Wochen schien er ganz verschwunden zu sein. Ich bin nun wieder wie ich war und fühle mich großartig."

Nr. 2. „Mein Name ist Simon J. Ich kämpfe seit Jahren gegen hohen Blutdruck und seit drei Jahren habe ich Diabetes. Medikamente helfen mir mehr oder weniger, die Sache unter Kontrolle zu halten aber haben nichts geholfen, weder um den Blutdruck noch den Blutzuckerspiegel zu senken. Dann, im Oktober 1997 wurde bei mir das Guillaine-Barre Syndrom diagnostiziert, eine neurotische Störung bei der die Nerven durch ein Problem im Immunsystem zerstört werden. Ich verlor Kraft und Gewandtheit in meinen Händen, Armen und Beinen. Mein aktiver Lebensstil mit Reiten und eine 30-jährige Karriere als Telefon-Installateur und Techniker endete mit einer Frühpensionierung infolge Invalidität. Mitte des Jahres 2000 habe ich angefangen Coral Calcium zu nehmen. Meine Blutwerte waren plötzlich viel besser als noch vor 6 Monaten. Mein Arzt empfahl mir, das zu machen, was ich immer gemacht habe. Mit dem täglichen Konsum von Coral Calcium bin ich zuversichtlich, dass ich eines Tages auch meine Medikamente aufgeben kann. Coral Calcium hat mir das Leben zurückgegeben. Ich hatte geglaubt, dass ich es nie mehr genießen könne."

Nr. 3. „Ich habe seit 1978 Multiple Sklerose und mit dieser Krankheit fürchterliche Schmerzen. 1986 wurde in meinem Bauch eine Pumpe installiert, die 24 Stunden am Tag Morphium in das Rückenmark abgibt, was mir etwas Erleichterung brachte. Nach 9 Aufenthalten im Krankenhaus und acht Operationen hat mich jemand auf Mineralstoffe aufmerksam gemacht, die mein Leben verändert haben. Als ich Coral Calcium hörte dachte ich, „wie kann ein Kalzium Produkt mir helfen?" Ich versuchte es und es dauerte nicht lange, bis ich merkte, dass das nicht einfach normales Kalzium ist. Nur wenig später hatte ich keine Schmerzen mehr. Das erste Mal seit 19 Jahren und ich konnte 12 Stunden im Tag arbeiten ohne einmal mich hinlegen zu müssen."

Nr. 4. „Mein Name ist Sally. Bei meinem Mann wurde kürzlich Prostatakrebs diagnostiziert. Er ist 69 Jahre alt und arbeitet 12 bis 14 Stunden jeden Tag von 5 Uhr morgens bis 5 Uhr abends oder auch später. Um nicht durch den Horror einer konventionellen Behandlung durchgehen zu müssen, hat er angefangen Coral Calcium zu nehmen. Nach 3 Wochen fand man bei den Untersuchungen keinen Krebs mehr. Weitere 3 Wochen später holte er sich eine zweite Meinung und auch diese Untersuchungen fanden keinen Krebs mehr. Gott segne Coral Calcium."

Nr. 5. „Zuerst möchte ich ihnen von meinem Bruder erzählen. Herr Barefoot, Sie haben mit meinem Vater verschiedene Male über ihn gesprochen. Er hat Lungenkrebs. Als er festgestellt wurde, hatte er vier Wunden auf seiner Lunge und einer hatte die Größe eines Pfirsichkerns. Mein Vater überzeugte meinen Bruder, Coral Calcium zu nehmen. Nach 6 Wochen, bei der nächsten Untersuchung, waren 3 Wunden nicht mehr messbar und die große hatte um 60% abgenommen. Ein Wunder!" (Jeff T.)

Nr. 6. „Ich möchte ihnen den neuesten Stand betreffend meines Schwiegervaters J.W.M. geben. Wie sie wissen, hat er Knochenkrebs und Krebs im Blut. Etwa vor 10 Tagen begann er Ihr Coral Calcium Programm. Sein Körper entgiftete sich während eines bis eineinhalb Tagen. Er blieb mit grippeähnlichen Symptomen im Bett, aber jetzt geht es ihm besser. Letzten Donnerstag machte er eine Knochen- und Blutuntersuchung und wir haben gestern die Resultate erhalten. Jetzt sagen sie, es gäbe keinen Krebs mehr in den Knochen oder im Blut. Die Krankenhausleute sind nun auch ehrfürchtig. Die Ärzte sagen ihm nun, dass er vielleicht einen Nerv eingeklemmt hatte. Er ist ein Kämpfer und jetzt umso mehr, weil er von den Ärzten hört, dass er keinen Krebs mehr in den Knochen habe. Er ist überzeugt, dass er nur noch wegen des Coral Calcium Programms am Leben sei." (Sally M.)

Nr. 7. „Ich kann kaum glauben, wie anders ich mich fühle, nachdem ich Coral Calcium genommen habe. Ich lebte monatelang mit ständigen Schmerzen in meinem Fersen. Ich konnte nicht joggen weil ich ja kaum gehen konnte. Nachdem ich Coral Calcium zwei Monaten lang genommen hatte, war der Schmerz weg. Nun jogge ich wieder. Vielen herzlichen Dank." (Hans T.)

Nr. 8. „Die Krebs-Antwort. In der ersten März-Woche 2001 wurde bei meinem Stiefvater Leukämie diagnostiziert. Man wollte sofort mit Chemotherapie beginnen. Er bat um eine 21-Tage Aufschub, so dass er ein Ernährungsprogramm mit Coral Calcium starten konnte. Bob Barefoot empfahl zudem Vitamin-D und andere Mineralstoffe. Am 3. April ging er für weitere Tests in die Klinik. Die Ärzte waren total überrascht und verblüfft. Sie sagten ihm, dass er aus unerklärlichen Gründen keine Chemotherapie mehr bräuchte und alles normal sei. Hallo Leute, ich glaubte, dass Bob Barefoot eine Schraube locker hätte als er sagte, dass Coral Calcium Krebs heilen könne. Er hatte recht!" (Patti und Carol G.)

Nr. 9. „Meiner Cousine Shirley wurden im Mai Brust- und Dickdarmkrebs diagnostiziert. Doppelte Brustamputation und das Herausnehmen des Dickdarms wurden geplant. Ihr wurde die Einnahme von Coral Calcium und anderen Nährstoffen empfohlen und im Juli war der Brustkrebs verschwunden und der Darmkrebs verringert." (Jane H.)

Nr. 10. „Ich bin 62 Jahre alt und immer gesund gewesen. Im Juli 1997 bekam ich Prostata Krebs. Die Diagnose wurde durch Biopsie und Ultraschall bestätigt. Meine Ärzte empfahlen mir dringend eine Hormonkur und das Herausoperieren der Prostata. Ich dachte darüber nach, schaute aber auch nach alternative Heilmethoden. Während 6 Monaten kochte ich Chinesische Kräuter, machte Qui Gong Übungen und glaubte so den Krebs unter Kontrolle zu behalten. Aber im Frühling 1998 bestätigte eine zweite Biopsie die Resultate der ersten. Ich las „The Calcium Factor" von Robert Barefoot und habe mich mit den darin empfohlenen Behandlungen vom Prostata-Krebs befreit. Eine dritte Biopsie im Juli 1998 zeigt nur einen kleinen aber reduzierten aktiven Krebs. Ich fuhr fort mit der Einnahme von Coral Calcium und weiteren Nahrungsergänzungsmitteln. Eine vierte Biopsie im Januar 1999 zeigte die Stellen an, wo die Tumore waren, aber dort waren nur gutartige Gewebearten. Ich hatte den Krebs besiegt. Ich würde sehr empfehlen, dass jedermann, der Krebs oder eine andere degenerative Krankheit hat, Barefoots Buch „The Calcium Factor" studiert und für seine Gesundheit Verantwortung übernimmt. Ich muss wirklich suchen, um jemanden zu finden, der solch gut begründetes und wissenschaftliches Material zur Verfügung stellt. Ich habe Coral Calcium drei Jahre lang genommen und es hat mein Leben gerettet." (Tom G.McL.)

Nr. 11. „Ich habe 1942 in Havard abgeschlossen, als Research Director (Forschungsdirektor) gearbeitet und mich mit zwei Patenten verdient gemacht. Herr Barefoot hat großen Anteil daran, dass ich meinen Prostatakrebs überwunden habe. Wegen seiner ausgezeichneten Kenntnisse der Biochemie hat er auch tiefgehende Kenntnisse der Zusammenhänge zwischen Krankheiten und Ernährung, was vielen Ernährungsberatern infolge Mangel an biochemischem Wissen abgeht. Mit seiner Expertise hat er mir geholfen den Krebs nicht nur in Schach zu halten sondern tatsächlich rückgängig zu machen." (Peter Sh.)

Nr. 12. „Ich bin Chemiker und war in der Produktentwicklung tätig, hauptsächlich mit Nahrungsergänzungsmitteln. Ich habe viele Artikel geschrieben und Vorträge in den ganzen USA gehalten, speziell über Coral Calcium und die Vorteile der alternativen Medizin. Während der letzten drei Jahre reiste ich zusammen mit Herrn Barefoot und habe mit ihm zusammen viele Vorträge in ganz Amerika gehalten. Er wird für einen großen Kalziumexperten gehalten, speziell was Coral Calcium mit seinen Ernährungsvorteilen für den menschlichen Körper angeht. Ich habe gesehen wie Herrn Barefoots Information vielen Menschen geholfen hat." (Walter N.)

Solche Testimonials gibt es zu tausenden. Seit mehreren hundert Jahren sind die gesundheitlichen Vorzüge von Coral Calcium bekannt. Diese haben die Spanischen Seefahrer vor 500 Jahren bewogen, ihre Schiffe damit zu füllen, als sie nach Europa zurückkehrten. Heute gibt es Millionen von Konsumenten in den industrialisierten Ländern unserer Erde mit Testimonials ähnlich denjenigen, die ich hier aufgrund der amerikanischen Erfahrung ausgewählt habe.

In den USA gibt es auch Coral Calcium für Hunde und Pferde, da diese Haustiere dieselben oder ähnliche degenerative Krankheiten haben wie wir Menschen. Als ich von den Erfolgen mit Pferden hörte, fing ich an, Coral Calcium in das Fütterungsprogramm der von mir in der Schweiz trainierten Rennpferde einzubauen.

Rennpferde sind Spitzenathleten, deren Knochenapparat, Gelenke und Sehnen durch Geschwindigkeit und Gewicht enorm belastet sind. Knochenrisse, Brüche und Gelenksarthrose sind zum großen Problem der Pferdeathleten geworden. Auch der Stoffwechsel, beeinflusst durch Vitamine, Mineralstoffe und Spurenelemente spielt bei Spitzenathleten eine große Rolle. Ich habe meinen Rennpferden Coral Calcium gefüttert und fast alle haben Rennen gewonnen. Ich wurde der erfolgreichste Trainer der Schweiz, gemessen an Siegern in Relation zu Starter. Leider ist meine Pferdegruppe viel zu klein, um den Einfluss von Coral Calcium messen oder sogar beweisen zu können, aber ich habe ganz einfach das Gefühl, dass es neben allen anderen Erfolgsfaktoren so etwas wie das Tüpfelchen auf dem 'i' war.

Viele Pferde haben nur mit Nasen- oder Kopfvorsprung gewonnen und kein Pferd, das nach mir von einem anderen Trainer übernommen wurde, hat je wieder die Rennbahn als Sieger verlassen. In den Fachkreisen hat man gemunkelt, dass solche Erfolge nur mit guter Medizin bzw. guten Fachkenntnissen über leistungsfördernde Medikamente möglich seien.

Dementsprechend ist auch jeder meiner Sieger zur Dopingkontrolle gebeten worden. Ein altes Sprichwort im Pferderennsportmetier sagte: „Die Rennen werden an der Futterkrippe gewonnen.“ Das war einer meiner Grundsätze. Ich habe deshalb immer ein Vielfaches für Ernährung, Futter und Nahrungsergänzungsmitteln ausgegeben als für Medikamente und Tierarztkosten.

Das sollte eigentlich auch bei uns Menschen so sein. Die Gesundheitskosten in unserer industrialisierten Gesellschaft, allen voran die USA und dicht dahinter die Schweiz und Deutschland, übersteigen heute die Ausgaben für Nahrungsmittel bei Weitem. Und die Spirale dreht sich immer weiter. Lebensmittel müssen immer billiger werden, damit wir bei stagnierendem Haushaltseinkommen die immer teureren Gesundheitskosten bezahlen können. Eine fatale gesundheits-ökonomische Entwicklung.

Beeindruckt von all den positiven Meldungen über den gesundheitlichen Wert von Coral Calcium habe ich versucht, mehr wissenschaftliche Erkenntnisse darüber zu bekommen. In einem kleinen Handbuch hat die wissenschaftliche Journalistin Beth M.Ley (BL Publications, Detroit Lakes, MN) die wichtigsten Fakten zusammengefasst.

Eigentlich wurde mit der Erforschung von Coral Calcium erst 1979 so richtig begonnen, als ein Journalist des *Guiness Book of Re-*

cords nach Okinawa gesandt wurde, um dort die älteste auf der Welt lebende Person zu interviewen, ein 115-Jahre alter Mann mit einer Gesundheit und Vitalität, die derjenigen eines halb so alten ähnlich war.

Ein großer Teil der Okinawa-Bevölkerung ist älter. Sie sterben selten vor 95 und genießen erstaunliche Gesundheit. Arthritis, Herz-Kreislauf-Probleme, Krebs und andere degenerative Erkrankungen sind praktisch inexistent. Ein Team von Forschern hat herausgefunden, dass weder das Klima noch die Ernährungsweise ihr Geheimnis ist, sondern das Wasser, das große Ablagerungen von Mineralien aus versteinerten Korallen enthält.

Die Insel Okinawa ist aus versteinerten Korallen gebaut. Wenn es regnet, erodieren die Riffe, was mineralstoffreiches Wasser produziert und dort 'Milch des Ozeans' genannt wird. Die Bevölkerung trinkt dort täglich große Mengen davon. Deshalb liegt ihr Konsum von Kalzium, Magnesium und vielen anderen Mineralstoffen um ein Vielfaches höher, als die von unseren Ernährungsfachstellen empfohlenen Tagesmengen.

Interessanterweise leben andere Kulturen, die für Langlebigkeit und gute Gesundheit bekannt sind, in großer Höhe in gebirgigen Regionen, wie die Tibeter, Hunzas, Titcacas und andere. Ihr Wasser enthält von Gletschern gemahlene Mineralien, ist oft 'milchig' und wird deshalb als 'Milch der Berge' bezeichnet.

Versteinerte Korallenkörner stammen aus der Skelettstruktur der riffbildenden Korallen, die nicht mehr leben. Der Abbau von lebenden Korallen ist nicht erlaubt. Sie sind ja der Nährboden und Lebensraum vieler Fische, Pflanzen und wirbelloser Tiere. Die Erntemethoden von Coral Calcium erfolgt unter strengster Aufsicht der japanischen Behörden und zerstört in keiner Weise lebende Korallenriffe.

Der ganz große Vorteil des Kalziums aus versteinerten Korallen besteht in der Bioverfügbarkeit und Bioaktivität für den menschlichen

Körper. Es ist Kalzium in natürlicher Chelatform, das heißt, dass der Mineralstoff an ein Trägermolekül (vor allem Kohlensäure) gebunden ist. Auf diese Weise können das Kalzium und andere Mineralstoffe der Ozeane besser von den Körperzellen aufgenommen werden. Normales Kalzium und Mineralstoffe müssen zuerst in Ionenform umgewandelt werden, um vom Körper effizient aufgenommen zu werden.

Der zweite große Vorteil versteinerter Korallen besteht darin, dass sie außer dem dominanten Kalzium alle anderen für den Körper notwendigen Mineralstoffe und Spurenelemente enthalten. Es sind dies über 70 an der Zahl. Sie alle haben im richtigen Verhältnis ihre bestimmte wichtige Funktion in der Gesunderhaltung der Zellen in unserem Körper. Sie sind definiert als in der Natur vorkommende anorganische Substanzen aus nicht biologischem Ursprung in Meerwasser, Erde und dem menschlichen Körper. Hier die Wichtigsten mit ihren Aufgaben und Funktionen:

Kalzium ist mit 35% Anteil (bezieht sich auf die Gesamtsumme aller im Körper vorhandenen Mineralstoffe und Spurenelemente) im menschlichen Körper der Wichtigste. Es ist wissenschaftlich dokumentiert, dass mehr als 150 Krankheiten mit Kalzium Mangel in Verbindung gebracht werden. Natürlich funktioniert Kalzium nicht alleine. In der Natur wie auch im Körper ist Kalzium nie in reiner Form vorhanden sondern immer zusammen mit über 70 verschiedenen Mineralstoffen.

Magnesium ist ein lebenswichtiger Mineralstoff in all unseren Zellen und an allen Reaktionen im Stoffwechsel beteiligt. Seine hauptsächlichen Funktionen liegen in der Energiebereitstellung und aller Enzymreaktionen, der Kalzium-Aufnahme (als Gegenspieler verhindert es die Kalziumüberladung in den Mitochondrien [Kleinkraftwerke der Zellen]), der Protein-Synthese sowie der Regulation der Körpertemperatur. Weil Magnesium sehr basisch ist, hilft es das Säure-Base-Verhältnis im Körper zu regulieren. Einige Experten glauben, dass ein Kalziummangel die Folge eines Magnesiummangels sei. Magnesium öffnet wie ein Schlüssel die Tür, so dass Kalzium von den Knochen aufgenommen werden kann.

Es hilft dem Körper, Kalzium effizienter zu nutzen. Ohne Magnesium sammelt sich das Kalzium in Geweben, wo es nicht hingehört und deshalb von den Knochen nicht richtig aufgenommen werden kann. Außer Coral Calcium sind Nüsse, Gerste, Reis, Schokolade, Linsen, Sojamehl und Weizenkeime weitere gute Quellen von biologischem Magnesium.

Phosphor ist der zweitwichtigste Mineralstoff im Körper. Er funktioniert zusammen mit Vitamin D und Kalzium und kommt in jeder Zelle vor. Er ist wichtig für die Energieproduktion, die Muskelfunktion, die Verdauung und das Säure-Basen-Verhältnis.

Phosphor Mangel gibt es praktisch nicht, weil es in so vielen Lebensmitteln, die wir heutzutage konsumieren, vorhanden ist, vor allem in Fleisch, Geflügel, Fisch, Eier, Bohnen und in Form von Phosphorsäure in Süßgetränken.

Phosphor ist ganz anders als Kalzium für den Körper sehr einfach aufzunehmen. Zu viel Phosphor kann ein Verlust von Kalzium bedeuten. Deshalb werden Einschränkungen beim Konsum von tierischem Protein und Süßgetränken wie Cola und anderen empfohlen.

Schwefel ist der drittwichtigste Mineralstoff im Körper und der viertwichtigste in versteinerter Koralle. Er ist verantwortlich für die Synthese aller verbindenden Gewebe (Haut, Muskeln, Gelenke usw.), wird gebraucht um Insulin zu produzieren und ist ein ganz wichtiger 'Entgifter' im Körper.

Mangan gehört zu den Spurenelementen, von denen man zwar schon gehört hat, aber nicht genau weiß, wofür sie gut sind, obwohl Mangan zu denjenigen Elementen zu zählen ist, die neben Chrom, Zink, Kalzium und Magnesium am häufigsten in unserer Nahrung fehlen. Mangan ist wichtig für die Entwicklung von Knochen, Bändern, Sehnen und Nerven. Das Enzym, Mangan-Superoxiddismutase ist ein wichtiges Antioxidans und bildet einen Schutz gegenüber freien Radikalen. Mangan findet man in vielen Getreidesorten sowie in Nüssen. Sehr viel Mangan geht durch den Raffinierungsprozess industriell hergestellter Nahrungsmittel verloren.

Zink ist ein Multitalent, das im gesamten Körper an Dutzenden von Funktionen beteiligt ist. Es ist ein wichtiges Antioxidans, ohne das im Immunsystem nichts so läuft, wie es sollte. Ohne Zink sind psychische Erkrankungen, entzündliche Tendenzen und ein gestörter Säure-Base-Haushalt vorprogrammiert.

Eisen gehört zu denjenigen Mineralstoffen, die schon lange zum Repertoire jedes Arztes gehören. Die Eigenschaften und Wirkungen des Eisens werden in allen medizinischen Fakultäten seit Jahrzehnten gelehrt. Es rostet und oxidiert und ist doch für die Blutbildung, die roten Blutkörperchen verantwortlich und diese transportieren ja bekanntlich den so lebensnotwendigen Sauerstoff in jede Stelle des Körpers. Aufgrund der heutigen Ernährungsgewohnheiten sind Brot, Fleisch und Gemüse unsere wichtigsten Eisenlieferanten.

Einen ganz besonderen Stellenwert hat das Spurenelement Selen, weil es im Kampf gegen den Krebs nach vorliegender Auffassung eine Sonderstellung einnimmt. Eine erhöhte Exposition gegenüber schädlichen Einflüssen, wie Oxidation, freie Radikale, Aldehyde, UV-Strahlen, Viren, usw. führt neben anderen Ursachen nach dem heutigen Wissen zu einem erhöhten Risiko, an einem Tumor zu erkranken.

Das selenhaltige Enzym Glutathionperoxidase stellt neben anderen neutralisierenden Enzymen (zum Beispiel Superoxiddismutase) ein wichtiges 'Auffangbecken' für solche Einflüsse dar. Eine genügende Versorgungslage mit Selen ist deshalb eine wichtige Voraussetzung für die Schutzfunktion dieses Enzyms.

Gemäß neuester Forschung zeigen Krebspatienten auch im frühen Stadium niedrigere Selenspiegel als gesunde Personen. Je weiter fortgeschritten die Tumorerkrankung, desto tiefer die Selenspiegel. Interventionsstudien, welche bei Hochrisikogruppen (Leber- und

Lungenkrebs) durchgeführt wurden, zeigten die positive Wirkung der Selentherapie.

Raucher sind schlechter mit Selen versorgt als Nichtraucher. Zigarettenrauch fördert anscheinend das Zusammenklumpen der Blutblättchen und somit das Risiko einer Herz-Kreislauf-Erkrankung. Untersuchungen zeigen einen Zusammenhang zwischen hohem Verklumpungsgrad der Blutplättchen und einem niedrigen Versorgungsstatus mit Selen.

Wenn Sie nun vor dem Regal der Nahrungsergänzungsmittel in ihrer Drogerie oder ihrer Apotheke stehen, dann finden sie die erwähnten und viele andere Stoffe alleine oder in allen möglichen Kombinationen, in Pillen, Tabletten, Pulver oder anderer Form. Um zu entscheiden, was sie brauchen, müssten sie mit einer Analyse ihrer im Körper befindlichen Mengen, verglichen mit den empfohlenen Werten, einen Kaufentscheid fällen.

Oder Sie haben ein Krankheitsbild von ihrem Arzt zur Verfügung, das mit einem bestimmten Nahrungsergänzungsmittel behoben werden kann. So weit so gut. Aber sonst ist ihr Körper mit Coral Calcium als tägliches Nahrungsergänzungsmittel gut bedient. Es enthält organisches Kalzium und eine Vielzahl an weiteren Mineralstoffen und Spurenelementen, die natürlicherweise im Meerwasser gelöst sind – eine dem Menschen zur Verfügung stehende Mischung von lebensnotwendigen Elementen aus Gottes Natur.

Nicht krank werden

Schon Hippokrates (460-377 v. Chr.) sagte: „Lass die Nahrung deine Medizin sein und die Medizin deine Nahrung."

Gesundheit ist oberstes Gebot, das wichtigste Ziel jedes Menschen, obwohl er sie immer wieder aufs Spiel setzt oder herausfordert. Es gibt keine Regeln, kein 10 Punkte-Programm, keine Mahlzeiten-Empfehlung, kein Diätprogramm, nichts, gar nichts, das einem Menschen die Gesundheit garantieren könnte.

Solche Versuche haben Sie in den Medien, in den Gesundheitsmagazinen, den Medizinsendungen am Fernsehen, in Vorträgen von Ärzten schon zur Genüge gesehen, gelesen oder gehört. Und trotz alledem werden wir immer kränker. Immer mehr Krebs, Diabetes, Übergewicht, Alzheimer, Arthrose, AIDS und Vieles mehr.

Entweder haben Sie eine oder sogar mehrere dieser erwähnten Krankheiten oder Sie fühlen sich 'gesund'. Wenn Sie sich gesund fühlen, dann haben Sie wahrscheinlich immer noch gelegentlich einmal Kopfweh, Gliederschmerzen, Magenverstimmung und Sodbrennen, Verstopfung oder eine kleine Erkältung.

So genannte gesunde Leute glauben, dass solche gelegentlichen medizinischen Umstände absolut normal seien. Sie sind es aber nicht. Eine gesunde Person hat kaum schlechten Körpergeruch oder Atem, der Urin oder Stuhl stinkt kaum, schläft tief und gut, ist nicht depressiv oder gestresst, hat selten, wenn überhaupt eine Erkältung, Grippe, Sodbrennen oder Gliederschmerzen.

Gesunde Menschen sind voll Energie und Vitalität und müssen nie Medikamente nehmen, weil sie Symptome haben, für die sie mit einer Pille Abhilfe verschaffen können. So gesehen ist wahrscheinlich jeder, der dieses Buch liest bis zu einem gewissen Grad nicht gesund. Und wenn Sie das sind, so wird ihre Gesundheit immer schlechter, wenn Sie so weitermachen wie bisher. Dann sind Sie auf dem besten Weg, 'altkrank' zu werden.

Nachfolgend habe ich ganz einfach einige Gedanken zusammengetragen, die mich aus den Grundlagen zum Schreiben dieses Buches beeindruckt haben. Es geht um Körperflüssigkeiten und Körperzellen, um das Bedürfnis des Körpers für Mineralstoffe und Spurenelemente, um das Gleichgewicht und die Harmonie des Körpers mit unserem Planeten; und um die Vergiftung unseres Körpers mit Medikamenten und Chemikalien.

Es sind keine Richtlinien, keine wissenschaftlich fundierten Ratschläge, keine medizinischen Weisheiten, keine Wertungen, sondern es ist einfach purer gesunder Menschenverstand. Man könnte es als Leitplanken verstehen, innerhalb dieser Sie sich verhalten können, wenn sie an der Gesunderhaltung ihres Körpers interessiert sind.

Sich nicht vergiften

Nahrungsmittelproduzenten wollen möglichst viel ihrer Produkte zu möglichst tiefen Kosten mit dem Ziel produzieren, möglichst viel Geld zu machen. Bauern versuchen möglichst viele Äpfel, Karotten oder Zwiebeln in möglichst kurzer Zeit mit möglichst wenig Schäden und Ausfall zu produzieren. So beginnen sie die Natur zu verpfuschen und zu verändern Sie behandeln natürliche Früchte und Gemüse mit chemischen Labormischungen, damit sie größer und schneller wachsen und resistent gegen Insekten, Schädlinge und Krankheiten werden. So wird auch das natürliche 'Rüebli' bzw. Karotte zum Industrieprodukt.

Und weil er pro Hektar immer mehr produzieren möchte, greift er auch noch zu chemischen Düngemittel, Pestiziden und Herbiziden, die er auf die natürlichen Produkte sprüht. Das Endprodukt, das Sie konsumieren, ist somit geladen mit giftigen Chemikalien und es hat auch viel weniger Nährstoffe als noch vor 50 Jahren.

Im Stall schnauben die Kühe Bauch an Bauch und fressen vor sich hin. Sie stehen nicht nur zentimeterdick im eigenen Kot, alles rundherum inklusive Beine ist voll von Kuhdreck. Die Luft ist muffig, und der Schein einiger Glühbirnen rückt die Szenerie auch nicht gerade in besseres Licht. Es ist klar, dass so gehaltene Lebewesen oft nur noch medikamentös vital erhalten werden und den Milcherträgen hormonell nachgeholfen wird.

Dieselben Grundsätze gelten in der Fleischindustrie. Um möglichst schnell, möglichst viel zu niedrigsten Kosten zu produzieren, wurden in den USA Wachstumshormone eingesetzt und Antibiotika, um die Tiere in oft unhygienischen Lebensbedingungen überhaupt einigermaßen gesund zu halten. Schadstoffe aus Nahrung und Umwelt lagern sich in den Fettzellen ab.

Im Stall stehende Tiere, die nichts anderes tun dürfen als fressen, bauen diese Fettdepots aus. Wenn dann der Metzger fragt, ob es etwas vom schön durchzogenen Stück sein darf, so sind wir sicher, dass all das Gift auf unserem Teller landen wird. Dieselben Bedingungen und Probleme treffen übrigens auch bei Fisch aus Zuchtfarmen zu, die gegenüber Fisch aus Wildfang einen immer größeren Anteil einnehmen.

Wer sich also nicht vergiften will, tut gut daran, Bio zu kaufen. Mit Bio bringt man die Natur zurück. Nun beginnt aber auch das Profitdenken in diesem relativ neuen Markt überhand zu nehmen. Jeder Produzent, jeder Einzelhändler, jede Branche möchte sich ein möglichst großes Stück dieses profitablen Segmentes abschneiden.

So ist die Zahl der Bio-Labels für Lebensmittel inzwischen unüberschaubar groß. Es gibt nicht nur staatliche und europäische Bio-Siegel, sowie die Zeichen der Bio-Verbände, sondern auch Supermärkte haben für ihre grünen Produkte eigene Öko-Qualitätsiegel kreiert.

Im Falle von Migros werden verschiedene Produkte unter der Marke 'Engagement' geführt, die nicht 'Bio' sind, aber umweltschonend, fair oder nachhaltig erzeugt werden. Vor allem Fleisch wird häufig mit 'naturnah' umworben (zum Beispiel 'Naturaplan' oder 'Naturland'), obwohl Wurst mit dem gesundheitlich umstrittenen Nitritsalz gepökelt wird.

Der Staat ist einmal mehr überfordert und beginnt Bio-Vorschriften zu lockern, um es allen Recht zu machen. So hat die EU bereits beschlossen, für Bio-Produkte gleiche Mindestanforderungen für alle Mitgliedstaaten zu erlassen, die nur 95% Bio-Anteil erfordern und sogar 0,9% gentechnisch veränderte Rohstoffe erlaubt! Wenn Sie also ganz sicher Bio kaufen wollen, dann werden Sie in Zukunft wahrscheinlich nicht darum herumkommen, Ihren entsprechenden Vertrauenshändler oder Produzenten zu finden: Ihr Vertrauens-Metzger, -Bauer oder Bio-Shop. Die Nähe schafft Vertrauen. Also kaufen Sie am besten bei ihrem bekannten Bauern zu einem Preis, der wahrscheinlich höher ist als im Supermarkt. In städtischen Gebieten ist das aber für den großen Teil der Bevölkerung bei den heutigen Lebensgewohnheiten jedoch schlicht unmöglich.

Unser Lebensmittelangebot von heute unterscheidet sich enorm von dem vor noch vor einem halben Jahrhundert. Obwohl gewisse Produkte noch denselben Markennamen tragen, haben sie sich über die Jahre stark verändert. Durch die Bemühungen der Lebensmittelproduzenten immer billigere, besser schmeckende, süchtig machende, länger haltbare Produkte zu produzieren, werden immer mehr Chemikalien, Zusatzstoffe, Aromastoffe und andere Hilfsmittel eingesetzt.

Unter dem zunehmenden Druck der Konsumentenschutzorganisationen wurde mit dieser Entwicklung die Information auf den Packungen immer weiter verbessert. Heute finden Sie auf allen abgepackten Produkten ausführliche Zutatenlisten mit chemischen Latein und E-Nummern, Daten wann abgepackt oder bis wann zu verkaufen und zu konsumieren, Lager- und Zubereitungsempfehlungen. Die Empfehlung ist ganz einfach: falls Sie ein Wort nicht aussprechen können oder eine Zutat mit einer Nummer angegeben wird, sollten sie das Produkt nicht oder mindestens nur beschränkt konsumieren.

Obwohl diese Zutaten alle durch die Behörden bewilligt wurden und in gewissen Mengen für den Menschen als unbedenklich gelten, sollte man damit sehr vorsichtig sein. Bedenken Sie, dass man mit Studien, Tests und Interpretation von Statistiken fast alles beweisen kann aber schädliche Langzeiteffekte, das heißt die Einnahme eines bestimmten Stoffes über ein ganzes Menschenleben, nicht kennt.

Dem Stress entgegen treten

Stress ist in unserer heutigen Gesellschaft und Lebensweise kaum zu vermeiden. Der Wecker am Morgen, Autofahren, Handyanrufe, Termine, geschäftliche und private Probleme, die Sorge um die Gesundheit, die ständigen negativen Bilder und Meldungen am Fernsehen usw. usw. Das Alles und noch Vieles mehr führt zu dauerhaftem Stress, der an unserem Organismus nagt und dessen Schutzschirm löchrig macht mit der Folge, dass bestimmte Abwehrzellen in geringerer Zahl im Körper patrouillieren und Killerzellen weniger wirkungsvoll arbeiten.

Chronischer Stress ist daher einer der größten Gefahren für die Schwächung des Immunsystems. Es ist deshalb nicht verwunderlich, dass alle möglichen Ratschläge für die Vermeidung von Stress und für die Entspannung erteilt werden. Wie bei den Empfehlungen für die gesunde Ernährung, ist jedoch auch Entspannung nicht so leicht ins Tagesprogramm aufzunehmen. Zudem hängt es wahrscheinlich stark mit den Charaktereigenschaften einer Person zusammen. Es gibt eben Menschen, die ständig besorgt sind, Angst haben oder einen Haufen Probleme sehen.

Andere hingegen sorgen sich um nichts, freuen sich ab Vielem und können ganz einfach genießen. Nachstehend eine Anzahl von Tätigkeiten, Gepflogenheiten und Eigenschaften, die Stress sicher entgegenwirken und an die viel weniger gedacht wird als an die üblichen, bekannten Entspannungsmethoden wie Schlafen, Joga, Massagen, Musik hören, Spazierengehen usw.

Lachen Sie so oft sie können, auch ohne Grund. Es gibt so viele Muskeln in ihrem Gesicht, die betätigt sein möchten. Lachen stimuliert das Immunsystem, löst Endorphinproduktion im Gehirn aus und Sie fühlen sich ganz einfach besser. Kinder lachen im Durchschnitt 10.000 Mal pro Woche, Erwachsene in unserer gestressten modernen Gesellschaft nur etwa 5 Mal.

Drücken Sie Zuneigung und Liebe auch körperlich aus. Sex ist gesund, aber auch Umarmungen und Küsschen stimulieren unser Immunsystem. Babys, die all die notwendige Nahrung erhalten aber keinen physischen Kontakt haben, wachsen weniger, schreien mehr und haben alle möglichen Krankheiten und Gebrechen.

In den Mittelmeerländern, in Italien, Spanien und Portugal ist es üblich, dass sich auch Männer umarmen und küssen. Offenbar ist es nicht nur das Olivenöl und die mediterrane Küche, die zur besseren Gesundheit dieser Völker beiträgt.

Nehmen Sie sich Zeit fürs Essen und genießen sie es. Das Problem von Fast Food ist nicht das, was gegessen wird, sondern wie es gegessen wird. Es hat nichts mit der Qualität der Produkte zu tun. Fastfood Betriebe verwenden beste, hochstehende Rohstoffe. 'fast' steht für 'schnell' und ist deshalb Stress. So gesehen gehört alles zu Fast Food, was in Windeseile, wenn möglich noch stehend, verschlungen wird, sei das ein Sandwich, ein Salat oder eine Bratwurst an einer Theke vor dem Supermarkt oder ein Hamburger im McDonalds.

Auch in dieser Hinsicht sollten die Mittelmeerländer ein Vorbild sein. Man nimmt sich 1 – 2 Stunden Zeit für das Mittag- und das Nachtessen, mit Rotwein und bei besonderen Anlässen oft mit Cognac und Zigarre als Dessert. Jedes Essen, sei es geschäftlich, mit Freunden oder in der Familie wird zelebriert. Leider geht mit der Amerikanisierung der Lebens- und Geschäftsweise auch in diesen Ländern diese schöne Gewohnheit immer mehr verloren, mit dem Resultat, dass sie bezüglich Krankheiten und Gesundheitsproblemen gegenüber uns in Mittel- und Nordeuropa mächtig aufholen.

Auf jeden Fall sollten Sie sich merken, dass Stress dem Körper die lebensnotwendigen Mineralien entzieht. Um eine Ernährungsergänzung kommen sie also nicht herum.

Gratis Nährstoffe und Energie konsumieren

Für das Wachstum, das Gedeihen von Lebewesen, von Pflanzen, Tieren und Menschen braucht es Energie. Denken Sie einmal darüber nach, wie ein Lebewesen gedeiht. Man nimmt einen Topf und füllt 5kg Erde hinein. Dann ein kleiner, winziger Samen, jeden Tag etwas Wasser rein gießen und am Ende des Jahres hat man eine große Pflanze. Man nimmt die Pflanze heraus, schüttelt die Erde von den Wurzeln ab und wiegt die zurückbleibende Erde. Dann hat man immer noch 5kg Erde. Nur Wasser hat man dazugegeben, ca. 2.5l, wenn man es gemessen hätte. Theoretisch sollte die Pflanze eigentlich nicht mehr als 2.5 kg wiegen, wenn sie 100% des Wassers aufgenommen hat. Aber die Pflanze wiegt nun 25kg. Was ist hier geschehen? Wie sind fast 25kg pflanzliche Masse entstanden?

Bei Menschen ist es dasselbe. Wenn man bei einem kleinen Baby jeden Bissen Ernährung, die es einnimmt, messen würde und ebenfalls die Ausscheidungen in Form von Urin, Stuhl und Schweiß über die Haut, so würde man sehen, dass die Aufnahme genau der Ausscheidung entspricht. Aber das Baby wächst von 5kg auf 25kg und weiter, obwohl alles was reingeht auch wieder rauskommt. Es geht hier offenbar um mehr als nur um Ernährung. Es geht um Energie, die durch Ernährung, Sonne und Luft erzeugt wird.

Sonne ist Energie. Sonne ist gut für Ihre Gesundheit. Scheuen Sie sich nicht vor ihr. Sie sollte Ihr bester Freund sein. Zu viel des Guten, auch zu viel Wasser, kann gesundheitsschädlich sein, aber dasselbe gilt für zu wenig des Guten.

Sonnenschein verursacht die Photosynthese von Vitamin-D und InsP-3 (Inositol Triphosphat, das zellulare Reaktionen reguliert) in Ihrer Haut. Beides ist lebensnotwendig, da es hilft, die Körperflüssigkeiten in den alkalischen Bereich zu bringen und somit Krankheiten den für sie wichtigen Nährboden entzieht.

Leider hat das künstliche Licht eine enorme, leider negative Änderung in unsere Lebensweise gebracht. Heute ist es ohne weiteres möglich, ohne Sonnenlicht zu leben. Das Problem ist nicht das künstliche Licht, sondern dass dem Körper eine der wichtigsten Energiequellen entzogen wird.

Ihr Hypothalamus (die Schaltzentrale des vegetativen Nervensystems) und die angeschlossene pituitäre Drüse (Epiphyse – liegt etwas erbsengroß in der Mitte des Gehirns) benötigen ungefiltertes Sonnenlicht, um Ihren Appetit, Schlaf, Körpertemperatur, sexuelle Funktionen, Wasserausgleich und Hormone zu regulieren.

Alle Lebewesen müssen täglich dem Sonnenlicht ausgesetzt werden, wenn sie gedeihen sollen. Wenn eine Pflanze in ihrer Umgebung nicht gedeihen kann, so werden Sie es in derselben Umgebung auch nicht. Der menschliche Körper sollte mindestens eine Stunde pro Tag ungefiltertem Sonnenlicht, wenn möglich ohne Glas und ohne Sonnenbrille, ausgesetzt sein.

Ungefiltertes Sonnenlicht auf die Haut heißt auch, dass es nicht durch unnatürliche, chemische Sonnenschutzmittel abgeblockt werden sollte. Lesen Sie einmal die Zutatenliste auf diesen Produkten. Ich habe bis zu dreißig teils unaussprechbare Namen gefunden.

Da gibt es einige Stoffe, die im Verdacht stehen, Hautkrebs zu verursachen. Hautkrebs ist eine Krankheit unserer zivilisierten Gesellschaft, die Tonnen von Sonnenblockern auf die Haut aufträgt. Denken Sie daran, dass alles was Sie auf die Haut schmieren, in ihrem Körper landet, und was Sie nicht essen würden, sollten Sie auch nie auf die Haut streichen. Es gibt kaum Hautkrebs in Afrika, wo die Leute den ganzen Tag ohne Sonnenschutzmittel an der Sonne sind.

In Amerika hingegen haben Schwarzafrikaner die höchsten Hautkrebsraten, obwohl sie die Sonne meiden wie die Pest. Selbstverständlich sollten Sie nie einen Sonnenbrand bekommen, denn verbrennen ist immer schlecht. Sie sollten deshalb an der Sonne einen Hut und leichte Kleidung tragen.

Eine weitere simple Hippokrates-Empfehlung ist: tief atmen in frischer Luft ist gut für Sie. Sauerstoff ist der wichtigste Stoff für die Energiegewinnung im Körper. Ein Mensch kann während Wochen ohne Nahrung leben, Tage ohne Wasser aber nur wenige Minuten ohne Sauerstoff. Es ist im heutigen modernen Leben nicht so einfach saubere, Sauerstoff geladene Luft zu konsumieren. Viele Menschen verbringen die meiste Zeit ihres Lebens in geschlossenen Räumen und leiden auch deshalb an Sauerstoffmangel in ihrem ganzen Körper. Viele Viren und auch Krebs können in einer sauerstoffreichen Umgebung nicht existieren. Ein sauerstoffreicher Körper ist ein alkalischer Körper in dem Krankheiten keinen Nährboden finden.

Wandern, Gehen, leichtes Jogging in frischer Luft ist wahrscheinlich die beste Form ihren Körper mit Sauerstoff anzureichern. Der menschliche Körper ist fürs Gehen konstruiert, für große Distanzen über lange Zeit. Das ist aerobes Training. 'aerob' heißt, dass die Energiegewinnung mit Sauerstoff erfolgt. Im aeroben Bereich sind

Sie, solange Sie noch reden können, obwohl sie bereits schwerer atmen und ihr Puls ziemlich erhöht ist. Dazu brauchen Sie eigentlich noch keinen Pulsmesser.

Aerobes Training stimuliert die Blutzirkulation, füllt den Körper mit Sauerstoff und intensiviert den Abtransport von Giften. Jedes Mal, wenn sie in frischer Luft aerob trainieren, ist das, wie wenn Sie Geld auf die Bank legen würden.

'anearob' heißt: ohne Sauerstoff. Wenn Sie so hart trainieren, sich anstrengen, schwer atmen müssen, dass Sie kaum mehr sprechen können, dann erfolgt die Energiegewinnung nicht mehr mit Sauerstoff sondern mit Hilfe von Enzymen. Es ist eine Art Notfallsystem. Das ist die berühmte Übersäuerung im Hochleistungssport, das die Muskelfunktion in Schwierigkeiten bringt.

Die Verbrennung erfolgt allerdings nicht restlos und erzeugt beachtliche Mengen von 'Abfall' bzw. freie Radikale, was zu Zellschädigungen führen kann. Anaerob trainieren ist wie Geld von der Bank abheben. Solange Sie genug angelegt, das heißt aerob trainiert, haben, sollte das nicht schädlich sein.

In der modernen Arbeitswelt ist 'Resistance Training' eine beliebte Form von körperlicher Betätigung. Dies beinhaltet jede Form von Bewegung, bei der dem Muskel ein Widerstand entgegengesetzt wird, mit Gewichten oder Maschinen. Es ist eine unnatürliche Form von Training und findet außerdem meistens in geschlossenen Räumen statt. Sie sind zwar oft 'airconditioned', was aber nicht 'sauerstoffgeladen' heißt, sondern nur, dass die Luft gekühlt wird.

Gewichtstraining kann die Muskelgröße und -stärke erhöhen und deshalb das Körperaussehen verbessern. Es funktioniert aber nur bei den Muskeln, die man sieht und nicht bei denen, die keinen ästhetischen Wert haben. Da es auch die Bänder und Sehnen nicht beeinflusst, kann es ein Ungleichgewicht im Körper erzeugen. Gewichtstraining erhöht die Flexibilität nicht, sondern im Gegenteil, reduziert sie und behindert so eher den Energiefluss. Nichtsdestoweniger ist es immerhin besser, als überhaupt nichts zu tun.

Im Gleichgewicht bleiben

Ein ausgeglichener Säure-Basenhaushalt ist die beste Vorbeugung gegen viele chronische und auch degenerative Krankheiten und vorzeitiges Altern. Mit der richtigen Ernährung kann man einiges gegen die Übersäuerung tun.

Um zu überleben, ist der Körper darauf angewiesen, das Blut auf einem konstanten ph-Wert von 7.4 zu halten. Darum muss er die vielen Säuren, die wir täglich durch die Nahrung oder die Luft zu uns nehmen, neutralisieren, wozu er Mineralstoffe und Spurenelemente benötigt.

Versorgen wir den Körper nicht mit diesen ausgleichenden Basenspendern, beginnt ein Teufelskreis. Der Organismus, der die Säuren ja irgendwie unschädlich machen muss, sieht sich gezwungen, diese Mineralstoffe – allen voran Kalzium und Magnesium – aus den körpereigenen Depots in Knochen, Haarboden, Blutgefäßen, Geweben und Organen zu beziehen, auch wenn sie dort dann fehlen. Das ist das große Problem der Organ-, Knochen- (Osteoporose) und Gefäßkrankheiten.

Diese Mineralstoffdepots werden beraubt, um den primären Lebenssaft, das Blut, funktionstüchtig zu erhalten. Mit diesen Mineralstoffen werden die Säuren zu Neutralsalzen gebunden, was man im Volksmund als Schlacken bezeichnet. Bei einem Säureüberschuss kommt die Niere nicht dazu, diese Neutralsalze auszuscheiden. Sie werden deshalb bis auf weiteres im Körper zwischengelagert. Das Fatale daran ist, dass wenn man seinen Säure-Basen-Haushalt nicht in Balance bringt, dieses Zwischenlager zum Endlager wird.

Schlacken im Körper ist der Alptraum jeder Frau, denn bekanntlich sind das die bösen Übeltäter, die für die hässliche Cellulitis an den Oberschenkeln und die Fettpolster um die Hüfte verantwortlich sind. Entschlackung ist deshalb in aller Munde. Übersäuerung schadet nicht nur der Schönheit und beschleunigt den Alterungsprozess, sondern kann auch zu ernsthaften gesundheitlichen Störungen führen, wie Herz-Kreislauferkrankungen, Bluthochdruck oder ein anfälliges Immunsystem.

Kalzium und Magnesium gehören zu den wichtigsten basenbildenden Mineralstoffen. Da durch die heutige Lebens- und Ernährungsweise sehr viel Säure aufgenommen oder gebildet wird, kommt diesen beiden Mineralstoffen eine ganz besondere Bedeutung zu. Übersäuerung bildet die Grundlage für die meisten Krankheiten. Wenn die Mineralstoffe aufgrund eines erhöhten Säurespiegels gebunden werden, fehlen sie für die so notwendige Regulation der unterschiedlichsten Abläufe im Körper.

In ihrer Apotheke, Drogerie, im Buchhandel, im Internet, in der Presse finden Sie tausende von Publikationen, Ratschläge und Broschüren zum Thema Übersäuerung. Sie finden Listen und Ranglisten, welche Nahrungsmittel Base oder Säure bildend sind. Sie können einen Computer einsetzten um zum richtigen Verhältnis zu gelangen. Wenn Sie aber einfach normal essen wollen und ein einigermaßen ausgewogenes Verhältnis von Obst und Gemüse (Base bildend) zu Fleisch, Alkohol und Kaffee (Säure bildend) einhalten, so werden Sie nicht darum herumkommen, Mineralstoffe und Vitamine in Form von Nahrungsergänzungsmitteln zu sich zu nehmen.

Ganz einfach deshalb, weil durch moderne Landwirtschaftsmethoden und ausgelaugte Böden das Obst und Gemüse, das uns heute zur Verfügung steht, deutlich ärmer an Mineralstoffen, Spurenelementen und Vitaminen ist als früher. Zudem wurden viele Sorten von Bitterstoffen, die für eine gute Verdauung sorgen, weggezüchtet und aus Ölen und anderen Grundnahrungsmitteln werden essentielle Bestandteile und Vitamine wegraffiniert.

Sie sollten auch darauf achten, dass die Säure abbauenden Mineralstoffe nicht aus dem Körper entfernt werden bevor sie eine Chance haben, aufgenommen zu werden. Deshalb wird immer wieder empfohlen, nicht zu viel rotes Fleisch zu konsumieren, weil das darin enthaltenen Phosphat die so wichtigen Mineralstoffe bindet und sie aus dem Körper entfernt.

Dasselbe gilt für kohlensäurehaltige Süßgetränke. Sie sind zudem schlechte Durstlöscher und haben viele unnötige Kalorien. Nimmt man wegen der Kalorien die Light-Version, so ist das wohl gut für das Gewicht, aber künstliche Süßstoffe wie Aspartam und NutraSweet haben andere unerwünschte medizinische Eigenschaften, die sie lieber vermeiden sollten.

Nahe der Natur bleiben

Wahrscheinlich gibt es für praktisch alle Krankheiten und Gebrechen natürliche, arzneimittel- und operationsfreie Heil- und Behandlungsmethoden. Die Förderer der Alternativmedizin haben jedoch in unserer Gesellschaft einen schweren Stand. Es gibt Therapien wie Homöopathie, Esoterik, Parapsychologie, Anthropologie, Akupunktur, Kräuter, Nahrungsergänzungsmittel usw., die dem Körper helfen, sich selber in Ordnung zu bringen beziehungsweise zu heilen.

In unserer Geschichte ist immer als 'konventionell' bezeichnet worden, was eine Mehrheit als wahr empfindet. Die Meinung von Minderheiten sind als 'ketzerisch' oder im medizinischen Bereich als 'Quacksalberei' bezeichnet worden. So geht also man heute zum Arzt, zum Schulmediziner, wenn man krank ist.

Die Mehrheit unserer Gesellschaft glaubt, dass die moderne Medizin die wirksamste Methode ist, ein Problem zu lösen. Mit dem Gang zum Arzt macht man sicher noch nichts Falsches. Vielleicht erkennt er die Ursache ihres Problems und wählt die richtige, vielleicht sogar eine alternative Heilmethode. Dann haben Sie Glück gehabt.

Leider gibt es aber viele Ärzte, die nicht nach der Ursache suchen, sondern einfach versuchen, die Symptome zu unterdrücken, indem sie Ihnen ein Medikament verschreiben. Damit sind Sie aber noch nicht gesund und in Kombination mit dem Arzneimittel, das immer Nebenwirkungen hat, werden Sie in der Tat immer kränker. Ein Teufelskreis hat begonnen.

So ist es auch, wenn Sie wegen einer mentalen Störung zu einem Psychiater gehen. Normalerweise erhalten Sie dort Medikamente, die zu den gefährlichsten gehören, aber Ihre Problem nicht beheben sondern nur unterdrücken. Oft werden damit Suizide (Selbsttötungen) nur verschoben aber nicht vermieden.

Hippokrates hatte sicher Recht, als er empfahl, dass gutes Essen gute Medizin sei. Viel Obst und Gemüse essen ist längst von allen Ernährungswissenschaftlern als wichtige Empfehlung aufgenommen worden.

Nicht umsonst gibt es das alte Sprichwort: „An apple a day keeps your doctor away." (Mit einem Apfel pro Tag brauchen sie keinen Arzt.). Obst und Gemüse enthalten Vitamine und Mineralstoffe, die die Produktion von alkalischen Salzen stimulieren und somit den pH-Wert der Körperflüssigkeiten heben.

Der Nährboden für alle Arten von Krankheiten wird damit reduziert. Der hohe Gehalt an Mineralstoffen, vor allem Magnesium, kann jedoch gelegentlich zu Durchfall führen. So wie Fieber eine natürliche Reaktion des Körpers ist, Viren und Bakterien zu töten, ist Durchfall eine natürliche Art, Giftstoffe auszuscheiden.

Obst und Gemüse sind nicht nur Lieferanten von Vitaminen und Mineralstoffen. Sie enthalten auch mehrere tausend sekundäre Pflanzenstoffe, die eine Schlüsselrolle bei der Erhaltung der Pflanzengesundheit spielen. Man hat herausgefunden, dass diese sekundären Pflanzenstoffe hochwirksame krebshemmende Eigenschaften besitzen, die in die Prozesse eingreifen, welche an der Entwicklung von Krebs beteiligt sind.

Mehrere Pflanzeninhaltsstoffe, besonders Polyphenole, weisen eine ideale chemische Struktur auf, um freie Radikale zu absorbieren. Sie sind somit weitaus effektivere Antioxidantien als die Vitamine. Gemüse aus der Familie der Kreuzblütler wie Brokkoli und Rosenkohl sind außerordentlich wertvolle Lieferanten dieser krebshemmenden Moleküle und sollten regelmäßig, nur kurz gekocht und gut gekaut, verzehrt werden.

Die zahlreichen geschichtlichen Verweise auf die Verwendung von Knoblauch und seinen Verwandten aus der Familie Allium (Knoblauch, Zwiebeln und Lauch) bei den Völkern des Altertums gehören zu den am besten dokumentierten Beispielen über den Gebrauch von Pflanzen als Heilmittel und zur Gesundheitsförderung im Allgemeinen.

In allen großen Kulturen wurde der Knoblauch immer gleichermaßen als Nahrungsmittel und als Medikament betrachtet. Daher ist keine andere Pflanzenfamilie so untrennbar mit dem Aufblühen der kulinarischen und medizinischen Kulturen der Welt verbunden.

Zahlreiche Hinweise auf den medizinischen Gebrauch von Knoblauch finden sich auch bei Aristoteles, Aristophanes, dem römischen Naturforscher Plinius dem Älteren sowie einmal mehr bei Hippokrates.

Knoblauch wurde zur Behandlung von Infektionen, Atemwegerkrankungen, Verdauungsstörungen sowie Energiemangel empfohlen. In der neueren Zeit wurden die krebshemmenden Eigenschaften von Knoblauchverbindungen weiter untersucht. Aus diversen Studien wird der Schluss gezogen, dass die sekundären Pflanzenstoffe von Knoblauch und auch von Zwiebeln die Fähigkeit haben, das Auftreten oder die Entwicklung bestimmter Krebsarten, vor allem Magen- und Speiseröhrenkrebs, zu verhindern. Auch bei Lungen-, Brust- und Dickdarmkrebs wurde ein Effekt nachgewiesen.

Knoblauch schützt offenbar besonders wirkungsvoll vor der Entstehung von Krebs aufgrund von Nitrosaminen – einer Klasse von chemischen Verbindungen, die ein sehr hohes krebserregendes Potential besitzen. Diese Nitrosamine werden von unserer Darmflora ausgehend von Nitriten gebildet – einer Klasse von Nahrungsmittelzusätzen, die normalerweise als Konservierungsmittel in Fleischprodukten wie Wurstwaren, Speck und Schinken enthalten sind.

Wenn Sie solche Produkte konsumieren, was in einem normalen Speiseplan eigentlich üblich ist, so tun Sie gut daran, ebenfalls Knoblauch zu verspeisen. Zerdrückt ist er bei weitem der beste Lieferant der krebshemmenden Wirkstoffen, aber aufgrund der dadurch entstehenden unangenehmen Geruchsbildung nicht jedermanns Sache. Es gibt aber auch hier eine Lösung in Form von Nahrungsergänzungsmitteln (geruchlose Dragées).

Alkohol wird überall als eines der größten Gesundheitsrisiken überhaupt gebrandmarkt. Wie überall bei guten und schlechten Dingen, scheint auch hier das Maß eine entscheidende Rolle zu spielen. Zahlreiche Studien haben gezeigt, dass Menschen, die täglich maßvolle Mengen Alkohol trinken, ein geringeres Sterblichkeitsrisiko und niedrigere Herzinfarktrate haben, als Menschen, die völlig abstinent leben oder exzessiv trinken.

Innerhalb der alkoholischen Getränke hat Rotwein eine ganz besondere Stellung. Unter Hunderten von Polyphenolen, die im Rotwein zu finden sind, steht das Resveratrol als möglicher Hauptverantwortlicher für die gesundheitsfördernde Wirkung eines moderaten Weingenusses im Mittelpunkt des Interesses. Es gehört zu den vielversprechendsten natürlichen Molekülen, die bis heute untersucht wurden und krebshemmende Eigenschaften aufweisen. Der maßvolle Genuss von Rotwein ist höchstwahrscheinlich eine der einfachsten und angenehmsten Art der Krebs- und Herzinfarktprävention.

Nährstoffbedarf sichern

Es gibt viele Gründe, weshalb in unserer industrialisierten Welt immer mehr Menschen einen Mangel an Mineralien und Vitaminen aufweisen. Moderne Landwirtschaftsmethoden laugen unsere Böden immer mehr aus. Bei der industriellen Verarbeitung von Lebensmitteln, beim so genannten 'Raffinieren', gehen ungeheure Mengen an Vitaminen und auch Mineralstoffen verloren.

Umweltbelastungen, wie Schadstoffe in Boden, Wasser und Luft, sowie die Folgen unserer modernen Lebensgewohnheiten, wie Stress und der Konsum von Medikamenten, erhöhen andererseits ihren Bedarf im menschlichen Körper. Bei älteren Menschen nimmt die Resorption dieser Vitalstoffen im Darm ab. In Kombination mit allgemein weniger Essen und unausgewogener Ernährung kann das im Alter zu fatalen Mangelerscheinung führen.

Auch wenn Sie sich noch so gesund ernähren, all die vielen guten Ratschläge befolgen, so ist die Wahrscheinlich groß, dass Sie die Nachfrage ihres Körpers nach Vitaminen und Mineralien aus Nahrungsmitteln alleine nicht befriedigen können. Vielleicht ist das auch ein wichtiger Grund, weshalb viele Menschen erkranken, obwohl sie doch gesund leben. Man wundert sich, wenn Onkel Fritz mit 70 an Krebs stirbt und Tante Emma mit 80 infolge Osteoporose den Oberschenkelhals bricht, obwohl beide nie den so gebrandmarkten Krankheitsverursacher wie Rauchen, Alkohol und Übergewicht zum Opfer fielen.

Im Haustierbereich haben die im Nährstoffbereich ausgebildeten Veterinäre die Wichtigkeit von Mineralstoffen und Vitaminen längst erkannt und sie als Ergänzung in Tierfutter angewendet. Zum Beispiel kann Pferde- und Hundefutter bis zu 60 Mineralien, Spurenelemente und Vitamine enthalten, während viele unsere Industrielebensmittel davon beraubt sind. Solange Haustiere nur mit Tierernährung gefüttert werden und nicht mit Menschennahrung, leben sie normalerweise lange und ohne Krankheiten.

Wir werden also nicht darum herumkommen, Mineralien und Vitamine in Form von Nahrungsergänzungsmitteln zu uns zu nehmen und darauf zu achten, dass sie von unserem Körper auch aufgenommen werden. Kalzium, der wichtigste Mineralstoff, der bis zu 35% der Körpermineralien ausmacht, wird in vielen verschiedenen Formen als Nahrungsergänzungsmittel angeboten, am häufigsten als Kalzium Carbonat (Kalk).

Es ist die konzentrierteste Form von Kalzium, die jedoch nur sehr schwer vom Körper absorbiert werden kann, da die Tabletten im Magen durch die Magensäure zuerst ionisiert werden müssen. Kalzium in Chelatform bzw. in organischer Bindung, wie zum Beispiel in Coral Calcium, ist bereits löslich und ionisiert und kann deshalb vom Körper leichter aufgenommen werden, vor allem von Leuten mit wenig Magensäureproduktion, wie es im Alter oft vorkommt. Nicht die zugeführte Menge von Mineralstoffen ist entscheidend, sondern die Aufnahmefähigkeit des Körpers.

Einer der wichtigsten Grundsätze in der Ernährung besagt, dass kein Nährstoff alleine funktioniert. Die Beurteilung eines einzelnen Nahrungsmittels aufgrund der Art und Menge einzelner Inhaltsstoffe lässt die Wechselwirkung mit anderen Inhaltsstoffen des gleichen Nahrungsmittels außer Acht, wie auch die Wechselwirkungen zu gleichzeitig genossenen Nahrungsmitteln. Kalzium, obwohl König unter den Mineralstoffen, ist dabei keine Ausnahme. Kalzium muss mit anderen Mineralien im Körper ausgewogen werden gemäß den Verhältnissen, wie sie im Körper vorherrschen.

Phosphor ist das zweitwichtigste Mineral im Körper. Es funktioniert mit Vitamin D und Kalzium und existiert in allen Zellen. Es ist lebensnotwendig für die Energieproduktion, die Muskelfunktion, die Verdauung und der pH-Balance im Blut. Phosphormangel sind ausgesprochen selten, weil es in fast allen Lebensmitteln vorkommt in Fleisch, Fisch, Geflügel, Eier, Bohnen und Süßgetränken.

Im Gegensatz zu Kalzium ist Phosphor für den Körper sehr leicht aufzunehmen und ist der große Gegenspieler von Kalzium, dessen

Aufnahme es stark behindert. Deshalb wird von Ernährungswissenschaftlern vor zu hohem Fleischkonsum und vor dem Konsum von kohlensäurehaltigen Süßgetränken als Durstlöscher gewarnt.

Magnesium hingegen begünstigt die Aufnahme von Kalzium. Seine Funktion beinhaltet außerdem viele andere metabolische Prozesse wie Enzymreaktionen, Energiegewinnung, Regulierung der Körpertemperatur, Nutzbarmachung von Vitaminen und vieles mehr. Deshalb sollte Kalzium immer in einem bestimmten Verhältnis zu Magnesium eingenommen werden, was in Naturprodukten auch gewährleistet ist.

Es nützt nicht viel, wenn Sie vor dem Regal der Nahrungsergänzungsmittel irgendein Mineralstoff oder irgendeine Kombination auswählen. Sie müssten dann schon genau wissen, was für ein Problem Sie in ihrem Körper angehen möchten. Zudem sind es oft sehr günstig hergestellte Industrieprodukte, die vom Körper nur schwierig aufzunehmen sind.

Wenn Sie ihren Nährstoffbedarf in einer ausgewogenen, natürlichen Weise absichern wollen, so ist Coral Calcium wohl die beste Lösung. Umso mehr wenn aus Okinawa, Japan, von dort, wo die Einwohner älter werden und viel weniger krank sind, als wir in der industrialisierten Welt. Versteinerte Korallen sind aus Mineralien des Meeres entstanden, hauptsächlich aus Kalzium, Magnesium, Schwefel, Silizium und etwa 70 weiteren, sowie den meisten lebensnotwendigen Vitaminen. Sie stehen in einem natürlichen Verhältnis zueinander, sind für den Körper und seine Zellen schnellstens bioverfügbar und deshalb so wichtig für das Aufrechterhalten der Gesundheit.

Sogar Selen ist in Coral Calcium zu finden. Früher galt es als hochgiftig aber heute wird es als eines unserer wichtigsten Schutzelemente angesehen. Unsere Böden in Westeuropa sind bereits derart ausgelaugt, dass wir bereits als einer der selenärmsten Zonen der Welt gelten und der Großteil der Bevölkerung bereits in ein Selendefizit geraten ist.

In Spanien hat man 'abgeschlaffte' Kampfstiere mit Selenbeigabe im Futter wieder zu vollen Kräften und zu Kampfeslust gebracht. Bodenanalysen ihrer Weiden hatten krasse Selenmängel aufgedeckt. Weil es in China Gebiete mit totalem Selenmangel im Boden gibt waren Forscher in der Lage, weit über 20.000 Menschen zu untersuchen. Sie stellten fest, dass schon zehnjährige Kinder in dieser Region an Herzkrankheiten starben. Selen gehört heute zu den wichtigsten Schutzstoffen in der Krebs – und Herzinfarktabwehr, denn es wirkt eng zusammen mit Vitamin E als Antioxidans und aktiviert ein Enzym (Glutathionperoxidase) das zum Beispiel dem Herzen Zellschutz garantiert.

In einer finnischen Großuntersuchung hatten Infarktpatienten weniger Selen im Blut als gesunde Menschen. Selen und seine Enzyme können offensichtlich helfen, dass Blutplättchen sich nicht zusammen klumpen. Damit bleiben die Arterien sauber. Die Forschung hat auch gezeigt, dass ausreichende Selen-Versorgung das Risiko für Brust-, Lungen-, Dickdarm- und Prostatakrebs senkt.

Krebskranke haben oft sehr niedrige Selenspiegel. Natürliche Selenquellen sind Fleisch und Innereien, Fische, Schalentiere, Vollmilch und Quark, Vollkorn, Weizen und Vollreis sowie Pilze, Brokkoli, Rettich, braune Bohnen und ganz besonders Zwiebeln und Knoblauch. Wenn Sie nicht genügend dieser natürlichen Quellen anzapfen können, so gibt es auch Selen in natürlicher Form als Nahrungsergänzungsmittel.

Das Problem, das viele Leute mit Nahrungsergänzungsmitteln haben, ist, dass sie in Pillenform konsumiert werden. Es widerstrebt einem, weil es psychologisch gleichbedeutend mit der Einnahme von Medikamenten und Arzneimitteln ist. Auch haben viele Leute Schwierigkeiten, Pillen zu schlucken oder glauben, dass sie unverdaut durch den Körper gehen.

Sollten Sie diese Gefühle haben, dann zertrümmern sie ganz einfach zum Beispiel eine Wochenration ihrer Pillen in einer Kaffeemühle oder Mixer und mischen einen Kaffeelöffel davon in ihr Müsli, Joghurt oder Fruchtsaft.

Coral Calcium gibt es aber auch bereits in Pulverform. Wenn das Pulver mit Wasser genommen wird bildet das Kalziumoxid negative Hydroxidionen das heißt alkalisches Wasser, das die wunderbare Eigenschaft hat, Säuren im Körper zu neutralisieren. Bei Pillen ist das nicht der Fall, weil sie erst im Magen mit der Magensäure aufgelöst werden und danach das Pulver nicht mit Wasser in Verbindung kommt.

Vereinfacht ausgedrückt ist der Konsum von Kalzium als Nahrungsergänzungsmittel wie das Konsumieren von Milchprodukten; Magnesium wie Gemüse (Magnesium im Chlorophyll macht die Pflanzen grün) und die Vitamine A+D wie Obst, Früchte, Gemüse und flüssiger Sonnenschein.

Vitamin D, das auch durch Sonnenlicht vom Körper produziert wird, verbessert die Aufnahme von Nährstoffen ganz dramatisch. Täglich Coral Calcium und 1 bis 2 Stunden Sonne haben eine bedeutende Nebenwirkung nämlich, dass sie eine ganze Menge für Ihre Gesundheit tun können.

Und so lautet die vereinfachte Gesundheitsformel: Sonne produziert Vitamin D, das die Kalziumaufnahme im Körper begünstigt. Kalzium als wichtigster Mineralstoff neutralisiert Säure, welche den lebenswichtigen Sauerstoff aus dem Körper vertreibt. Der Mangel an Sauerstoff behindert die Energieproduktion und kann nach vorliegender Auffassung Ursache von vielen Krankheitsproblemen, wie zum Beispiel Krebs, sein.

In Form bleiben

Für mich gibt es zwei Bedeutungen von Form. Die eine ist die äußerliche, die körperliche Form. Die andere, die physische, die Leistungsform. Beide sind miteinander verbunden oder hängen eng zusammen.

Die Energie für unsere Muskelkraft kommt aus Fetten oder Kohlenhydraten. Jahrelang wurde uns von den Ernährungsinstitutionen eingetrichtert, dass Fett dick mache und wir unseren Anteil an Kohlehydraten zu Lasten des Fettes erhöhen sollten. Und das wenn möglich in mehreren Mahlzeiten pro Tag.

Und so wird ein mörderischer Kreislauf in Gang gesetzt: Kohlenhydrate, vor allem raffinierte, leicht verdauliche mit hohem glycämischem Index wie Haushaltszucker, Weizenmehl in Pizzateig und Pasta sowie der enorm süße und billige HFCS (high fructose corn syrup - Maissirup) in den meisten Süßgetränken jagen den Blutzucker mehrmals pro Tag in die Höhe. Damit wird die Bauchspeicheldrüse zu Höchstleistung gefordert, um gewaltige Mengen an Insulin zu produzieren.

Das Insulin öffnet die Pforten, damit die Kohlenhydrate in den Muskeln Energie produzieren können. Benötigen die Muskeln aber infolge Ruhephase oder ganz einfach Inaktivität keine Energie, dann speichert das Insulin die Energie in Form von Fett in den von den Genen vorgesehenen Speicherplätzen ab.

Oder die Zellen vergären die Kohlenhydrate infolge Mangel an Sauerstoff, was dann wiederum Säure produziert. Und das Insulin blockiert den Fettabbau und steht damit der Nutzung von Fettsäuren als Energiequelle entgegen.

Das ist der fatale Kreislauf von Gewichtszunahme und Entgleisung des Kohlenhydratstoffwechsels, der schlussendlich zu Diabetes und höchstwahrscheinlich auch zu Krebs und Alzheimer führt. Mit zunehmendem Alter und immer weniger Bewegung, ohne entsprechende Anpassung in der Ernährung, wird das zum Teufelskreis.

Die meiste Energie wird von den Muskeln verbraucht, durch deren ständige Bewegung. Sie sind so etwas wie kleine Verbrennungsöfen. Muskeln haben auch ohne Bewegung einen Grundumsatz an Energie.

Wenn man älter wird, ist es deshalb besonders wichtig, dass man aktiv etwas für den Erhalt und Regeneration der Muskeln tut. Bereits Mit 40 Jahren verliert man ca. 200 Gramm Muskelmasse pro Jahr, sofern nichts dagegen unternommen wird. Männer verlieren zwar die Muskelmasse etwas langsamer als Frauen, doch ist es für beide wichtig, diesem Verlust entgegenzuwirken.

Nun stellt sich die Frage, wie man die Muskeln am besten aufbaut oder erhält. Es gibt zwei Arten von Training: aerobes und anaerobes. Aerobes Training wie Wandern, Joggen, Schwimmen, Fahrradfahren, Langlauf verbraucht viel Sauerstoff und verbrennt in großem Umfang Kalorien und auch Fett. Bei anaerobem Training, wie Gewichtheben, isometrischen Übungen und Ähnlichem wird kaum Sauerstoff verbraucht und es werden auch nicht sofort Kalorien oder Fett verbrannt. Der große Vorteil liegt jedoch in seiner Langzeitwirkung, weil die Muskeln auch dann noch Energie verbrauchen, wenn sie gerade nicht eingesetzt werden.

Man muss nicht gerade bis ins hohe Alter ein Fitnesscenter aufsuchen oder besonders athletisch veranlagt zu sein. Man sollte einfach versuchen, die durch ihre individuellen körperlichen Aktivitäten erworbene Muskulatur zu pflegen bzw. zu erhalten. "Use it or lose it." (Nutze es oder verliere es.) muss die Devise bis ins hohe Alter sein.

Aerobes Training bringt aber als Therapie für eine Gewichtsabnahme relativ wenig. Wenn man bedenkt, dass man mit Bergwandern, Joggen, Schwimmen usw. je nach Körpergewicht zwischen 200 – 400 Kalorien pro 30 Minuten verbraucht, so ist das recht mühsam.

Mit einem Cola oder Eistee weniger ist das ebenfalls erreicht. Es sei denn man macht es täglich zum Programm und kombiniert es mit einer Reduktion der Kohlenhydrate. Für die Beibehaltung des

Gewichtes und der Form gibt es jedoch eine Empfehlung, die aber kaum je von unseren Ernährungsinstituten und Experten gepredigt worden ist.

Solange Kohlenhydrate vorhanden sind werden sie als Energielieferant verbraucht, denn sie sind viel leichter zu verbrennen als Fett, für das es mehr Sauerstoff benötigt. Wenn man nun vor dem aeroben Training keine oder nur wenig Kohlenhydrate zu sich genommen hat, dann stellt der Körper zur Energiegewinnung auf Fettverbrennung um. Fett, das eben als Notvorrat für solche Zwecke gespeichert wurde. Man muss diesen Verbrennungsmechanismus aber auch trainieren, also nicht als einmaliges Experiment durchführen, sonst kann es einem vielleicht unwohl werden.

In meiner Zeit als Rennpferdetrainer habe ich genügend praktische Erfahrung mit dieser Methode des Haltens des Formgewichtes gehabt. Rennreiter (Jockeys) müssen laufend ihr Formgewicht halten. In ihrem Körper gibt es nur wenig Fett. Ihr Tag beginnt früh morgens. Sie essen kein Frühstück. Dann reiten sie viele Stunden, was aerobes Training bedeutet. Weil wenig oder keine Kohlenhydrate vorhanden sind, verbrennen sie Fett. Mittags essen sie Fleisch, Salat und Gemüse und abends kaum noch etwas.

Diese praktische Erfahrung wird gestützt von der Theorie von Harwey und Marilyn Diamond in ihrem Buch *Fit for Life*, die besagt, dass bis mittags die Energie zur Ausscheidung von Schlacken und Nahrungsresten benutzt werden sollte und nicht für die Verdauung eines großen Frühstücks. Wenn Sie vor 12 Uhr etwas essen, dann nur leichtverdauliches Obst und Früchte. Der Grund, warum so viele Menschen übergewichtig sind liege darin, dass unsere traditionellen Essgewohnheiten die so wichtige Ausscheidungsphase behindert.

Eine ähnliche Sichtweise vertritt der japanische Professor Teruo Higa und einige weitere japanische Ärzte und Wissenschaftler. Aufgrund der ganz allgemeinen übermäßigen Nahrungszufuhr wäre es für alle besser, eine Mahlzeit pro Tag auszulassen, am besten auf das Frühstück zu verzichten. Seit alter Zeit heißt es im Fernen Osten auch: „Heilige nehmen eine Mahlzeit pro Tag, Weise zwei Mahlzeiten, mittags und abends."

Es gibt kein Gesundheitsprogramm, keine Gewichts- oder Formerhaltung ohne ein Bewegungstraining bis ins hohe Alter bzw. Lebensende. Dazu gehört auch Gymnastik in irgendeiner Form, täglich oder mindestens zwei bis dreimal pro Woche, um Sehnen, Gelenke, Muskeln, Bindegewebe und auch Arterien elastisch und flexibel zu behalten. Bücher und Anleitung im Internet gibt es für alle Alterskategorien im Überfluss.

Bewegung ist die einzige Medizin, die uns nachgewiesenermaßen gesund hält und die Alterung verlangsamt. Sie macht uns aber auch glücklicher. Im Gefühlszentrum des Gehirns, dem limbischen System, werden durch die neuronalen Botenstoffe Serotonin, Dopamin und Noradrenalin freudige Emotionen ausgelöst. Gleichzeitig baut der Körper verstärkt Stresshormone ab.

Wie schon mehrfach erwähnt macht Stress u.a. sauer und wird vielleicht auch deshalb als großer Risikofaktor für fast alle degenerativen Krankheiten genannt. Damit wir uns gern bewegen, muss Bewegung mit positiven Gefühlen verknüpft sein. Nur wenn sie Freude macht, ist ausreichend Motivation geschaffen, den Lebensstil dauerhaft in Richtung auf mehr körperliche Aktivität zu verändern.

Aber wenn die äußere Form einmal nicht mehr stimmt, man einen dicken Bauch hat oder sonst Übergewicht ansetzt, dann kann Bewegung keinen Spaß mehr machen. Das Bewegungstraining wird abgesagt, ein Teufelskreis wird in Gang gesetzt.

Es gibt viele Sport- und Bewegungsarten die Spaß machen, vor allem der Spielsport. Aber viele eignen sich leider nicht, um das Spiel auch im reiferen Alter genießen zu können. Es gibt hier eine große Ausnahme, die ich ebenfalls aus eigener Erfahrung erlebe: der Golfsport. Er kombiniert auf geradezu ideale Weise aerobes Training (Wandern) mit Gleichgewichts- und Bewegungsgefühl, Konzentrationsfähigkeit und nicht zuletzt Muskelkraft.

Hier liegt vor allem für Senioren-Golfer eine große Herausforderung, denn dem altersbedingten kontinuierlichen Rückgang der Muskelmasse lässt sich auch in späten Jahren mit regelmäßigem Training entgegenwirken. Auch ist es eine enorme mentale Herausforderung, gut zu spielen bzw. das einmal erreichte Niveau (Handicap) zu bestätigen bzw. zu halten. Man kann alleine oder mit Freunden, auch unterschiedlichster Stärkeklassen, spielen und genießen.

Dazu kommt der soziale Aspekt, das Kennenlernen von und das Zusammensein mit gleich oder ähnlich gesinnten Kollegen. Leider gibt es eine von Amerika kommende Tendenz, den sportlichen und gesundheitlichen Wert des Golfsportes zu mindern. Es wird immer mehr mit Golfcarts gefahren statt zu gehen, d.h. das aerobe, zügige Gehen (und damit die Fettverbrennung) geht verloren. Dafür können auch Übergewichtige und andere außer Form geratene den Sport weiter betreiben. Meine Empfehlung ist jedoch, so lange als möglich zu gehen und nicht zu fahren, lieber nur 9 Löcher anstatt 18 zu fahren. Auch viele traditionelle Golfclubs wehren sich dagegen und lassen nur Leute mit einem Arztzeugnis fahren.

Noch nicht überzeugt?

Dieses Buch enthält viele Fakten, Behauptungen, Zitate, Vermutungen und Hypothesen, weshalb wir trotz enormen wissenschaftlichen Fortschritten immer kränker werden und wie wir uns dagegen wehren können. Die nachstehende Literatur hat mich dabei unterstützt.

Nicht überzeugt, dass es in unserem kapitalistischen System, indem es immer um Geld und Macht geht, nicht im Sinne des Konsumenten und dessen Gesundheit gehandelt wird, und dass wir mit vielen Nahrungsmitteln und Medikamenten unseren Körper vergiften? Dann lesen Sie:

DIE JOGHURT-LÜGE, Marita Vollborn, Vlad Georgescu, Campus Verlag Frankfurt (Amazon-Kurzlink: http://amzn.to/1eLC0fc)

DER PHARMA-REPORT, Heide Neukirchen, Knaur Taschenbuchverlag (Amazon-Kurzlink: http://amzn.to/1eLCfqE)

DAS MEDIZIN-KARTELL, Kurt Langbein, Bert Ehgartner, Piper Verlag München (Amazon-Kurzlink: http://amzn.to/1eLClyh)

Nicht überzeugt, dass wir durch Halbwahrheiten, Missverständnissen und Fehlinterpretationen nicht mehr wissen, wie wir gesund essen sollen? Dann lesen Sie:

LEXIKON DER POPULÄREN ERNÄHRUNGSIRRTÜMER, Udo Pollmer, Susanne Warmuth, Piper München
(Amazon-Kurzlink: http://amzn.to/1hdhYMi)

Nicht überzeugt, dass die Schulmedizin und die Pharmaindustrie den Kampf gegen den Krebs verlieren werden? Dann lesen Sie:

DER KREBSHEILER-REPORT, Karl Walter Nowak, Verlag „Die Silberschnur“ (Amazon-Kurzlink: http://amzn.to/1hdhVjE)

Nicht überzeugt, dass Krebs und andere degenerative Krankheiten mit optimaler Ernährung verhindert werden können? Dann lesen Sie:

KREBSZELLEN MÖGEN KEINE HIMBEEREN, Prof. Dr. med. Richard Béliveau, Dr. med. Denis Gingras, Kösel-Verlag München
(Amazon-Kurzlink: http://amzn.to/1gB6LoO)

KURSBUCH GESUNDE ERNÄHRUNG, Ingeborg Münzing-Ruef, Zabert Sandmann München
(Amazon-Kurzlink: http://amzn.to/1gB70QR)

KREBS UND KREBSVERMEIDUNG, Harald Theml, Verlag C.H.Beck
(Amazon-Kurzlink: http://amzn.to/1Hi6EUh)

ZUKUNFT OHNE KREBS, Jean-Claude Alix, Wolfland Verlag
(Amazon-Kurzlink: http://amzn.to/1hdidaf)

DIE ALZHEIMER-LÜGE, Michael Nehls, Heyne Verlag München
(Amazon-Kurzlink: http://amzn.to/1hdidaf)

WEIZEN-WAMPE, William Davis, Goldmann Verlag
(Amazon-Kurzlink: http://amzn.to/1gB7SVD)

FIT FÜRS LEBEN, Harvey und Marilyn Diamond
(Amazon-Kurzlink: http://amzn.to/1gB807v)

Nicht überzeugt, dass ein Mangel an Mineralstoffen und Vitaminen die Ursache vieler Krankheiten sein kann? Dann lesen Sie

HANDBUCH NÄHRSTOFFE, Dr. Lothar Burgerstein, Haug Verlag Stuttgart (Amazon-Kurzlink: http://amzn.to/1hditWI)

Nicht überzeugt, dass ein basischer Körper nicht krank werden kann? Dann lesen Sie:

ÜBERSÄUERUNG, Norbert Treutwein, Weltbild
(Amazon-Kurzlink: http://amzn.to/1gB8jiH)

SÄURE-BASEN-GLEICHGEWICHT, Christopher Vasey, Knaur Verlag (Amazon-Kurzlink: http://amzn.to/1Hi8x37)

Nicht überzeugt, dass Coral Calcium die bioverträglichste Mineralstoff-Mischung ist, um Mangelerscheinungen und Krankheiten zu verhindern? Dann lesen Sie:

CALCIUM, THE FACTS, Beth M. Ley, BL Publications, Detroit Lakes MN (Amazon-Kurzlink: http://amzn.to/1hdiM3O)

BAREFOOT ON CORAL CALCIUM, Robert R. Barefoot, Osa International Nutrition Ltd (Amazon-Kurzlink: http://amzn.to/1Hi8KmS)

SANGO MEERES-KORALLEN, Reinhard Danne, Hans-Nietsch-Verlag (Amazon-Kurzlink: http://amzn.to/1hdj0rH)

Nicht überzeugt, dass wir uns entschlacken und entgiften müssen? Dann lesen Sie:

ZIVILISATOSELOS LEBEN, Peter Jenschura und Josef Lohkämper (Amazon-Kurzlink: http://amzn.to/1Hi9iJF)

ICH ENTGIFTE MICH, Walter Häge, Sudden Inspiration Verlag (Amazon-Kurzlink: http://amzn.to/1Hi9qc8)

Nicht überzeugt, das ein Mangel an Bewegung der größte Risikofaktor für die Gesundheit ist? Dann lesen Sie:

NATÜRLICH GESUND, Gerd Schnack, Herder Verlag (Amazon-Kurzlink: http://amzn.to/1hdj7DF)

Ihre Entscheidung

So sehe ich die Herausforderung des 21. Jahrhunderts

In unserer zivilisierten Welt sind wir mit globalen, internationalen, nationalen, regionalen, kommunalen und vor allem individuellen Problemen überladen. Unsere Gesellschaft, Politiker, Wissenschaftler, Industrie, Vereinigungen usw. sind an allen Ecken und Enden gefordert, Hilfe zu leisten, Lösungen zu erarbeiten. Entwicklungshilfe, Hunger, Seuchen, Krankheiten, Kulturkonflikte, Armut, Klimawandel, Flüchtlinge, Integration usw. beschäftigen uns auf globaler Ebene; Drogen, Terror, Religionen, Kriminalität, soziale Unterschiede, Minderheiten, Vogelgrippe usw. auf regionaler oder nationaler Ebene.

Es ist schwierig geworden, abzugrenzen. Unser Planet ist transparent, verbunden, eine Schicksalsgemeinschaft mit dem Ziel aller Beteiligten, ihn zu retten, weiter in Takt zu halten, Probleme zu lösen. Alles ist enorm komplex. Jede Verbesserung, jeder Lösungsvorschlag, jede Initiative, jede Gesetzesanpassung hat Vor- aber auch Nachteile. Es gibt keine allgemeine Gerechtigkeit, sondern nur unterschiedliche Interessen.

Auf alle Problemstellungen und Fragen haben wir Antworten aber keine Lösungen. Kein soziales, kein politisches, kein kulturelles, kein medizinisches, kein militärisches, kein ökologisches, kein gesundheitliches Problem, nichts – überhaupt nichts wird gelöst, weder regional noch national und schon gar nicht global, sondern bestenfalls verschoben. Warum eigentlich?

Unsere traditionellen, über Jahre bewährten Systeme lassen sich offenbar nicht verändern. Sie sind dominiert von Geld, von Bereicherung, von Korruption, von Wirtschaftsmacht und vor allem von

Egoismus. Eine so gut laufende Maschinerie ist hervorragend geschmiert und lässt sich nicht so einfach stoppen. Organisationen, Gruppen, die dieses System aufbrechen wollen, haben kaum eine Chance, auch wenn sie militant und gewalttätig vorgehen. Nach und nach, über lange Zeit, werden aber doch Achtungserfolge erzielt.

Auch stehen wir ständig vor einem Problem der Prioritäten. Was sollen wir zuerst tun, obwohl wir wahrscheinlich die Ressourcen hätten, vieles gleichzeitig zu machen. Aber wenn wir auch nur ein Problem lösen wollen, zum Beispiel dem Klimawandel Einhalt gebieten, dann tun wir uns bereits sehr schwer. Mit den im Kyoto-Protokoll beschlossenen Maßnahmen, selbst wenn auch die USA sich an die Spielregeln halten werden, würde die erwartete Erwärmung lediglich um einige Jahre aufgeschoben. Zudem sind die Maßnahmen dieses Aufschubs mit erheblichen Investitionen verbunden. Diese Riesensumme könnte sofort zum Beispiel für gesicherte Versorgung mit sauberem Trinkwasser, grundlegende Gesundheitsversorgung und Schulbildung für Menschen in der dritten Welt eingesetzt werden.

Was wir auf dieser Welt vor allem haben, ist ein Problem der Prioritäten und ihrer relativen Wichtigkeit. Unsere eigenen egoistischen Interessen liegen uns so nahe, dass wir auch das Klimaproblem, das ja nicht für uns, sondern unsere Nachkommen ein Problem sein wird, nicht lösen werden.

Ähnlich geht es mit unserem Gesundheitssystem. In der Schweiz und Deutschland geben wir bereits mehr als 11% unseres Bruttoinlandsproduktes dafür aus (nur die kranke USA gibt noch mehr aus), also bedeutend mehr als fürs Essen, und die Schere geht immer mehr auf. Eine fatale Spirale, ein Teufelskreis: Nahrung wird immer unnatürlicher und billiger, macht uns immer kränker und deshalb müssen wir immer mehr für Ärzte, Krankenhauskosten, Untersuchungen und Medikamente ausgeben, die uns nicht heilen, sondern uns infolge Nebenwirkungen immer kränker machen.

Wissenschaftler, Forscher und Pharmaindustrie hoffen, dass sie Krebs und andere degenerative Krankheiten in einigen Jahren heilen können, und verkünden mit Stolz, dass Herz-Kreislauferkrankungen als Todesursache ganz leicht rückläufig seien. Aber die Tatsache ist doch, dass immer mehr Menschen mit ihren schmerzvollen, leidensvollen Krankheiten keinen Ausweg mehr sehen und ihre Lösung in der Beendigung ihres qualvollen Lebens in Sterbehilfeorganisationen suchen.

Dieses Gesundheitssystem werden wir uns nicht mehr leisten können bzw. nur noch die Wohlhabenden und Reichen. Die Zweiklassengesellschaft wird es auch bei Lebensmitteln geben. Immer mehr Lebensmittel aus billigsten Rohmaterialien, mit aller Kunst der Chemie und der Aromaindustrie zu genießbaren Esswaren verarbeitet, werden zu billigsten Preisen in den sich konkurrierenden Supermärkten angeboten.

Während natürliche Bioprodukte infolge knapper Ressourcen und hoher Nachfrage preislich für den Normalverdiener, neben den steigenden Kosten des Gesundheitswesens und Krankenkassen, unerschwinglich werden. Unser großer Feind des 21. Jahrhunderts werden die degenerativen Krankheiten sein, wie Krebs, Herz-Kreislauf-Defekte, Alzheimer, Diabetes, viele andere und auch neue.

Sie werden die Qualität unseres Lebens einschränken, vermindern und mit großer Angst belegen. Wahrscheinlich werden wir in Europa die Armeen, oder mindestens Teile davon, abschaffen müssen, damit wir das eingesparte Geld gegen unseren neuen großen Feind, die bis heute unbesiegbaren Krankheiten, einsetzen können.

Viel, sehr viel von den erwähnten Problemen haben wir aus Amerika importiert. Nicht nur der Energiekonsum aufgrund des bequemen Lebens, sondern auch viel der Ernährungsweise, die Erziehung der Kinder mit 'fooden' (Essen) vor dem Fernseher, der industriellen Lebensmittelproduktion, des Medikamentenkonsums und aller der damit zusammenhängenden Lebensprobleme, Übergewicht und Krankheiten. Ferner hat auch das von Amerika übernommene kapitalistische System, das 'Geldmachen', das extreme Profitdenken, der Shareholdervalue, mit allen negativen Folgen für den Normalkonsumenten, unsere vielfältige europäische Kultur durcheinander gebracht. Nun sind wir ebenfalls 'screwed-up'. Amerika kann in keiner Beziehung mehr Vorbild sein.

Wenn ich den geographischen Ansatz bezüglich Einflüsse auf die Gesundheit in Westeuropa weiterverfolge, dann fällt mir auf, dass wie erwähnt das Negative eher aus dem Westen (Amerika) kommt. Der Stress, der Fleiß, das Verbissene eher aus dem Norden; das Genießerische, die Lebensfreude, aus dem Süden; die alternativen und neuen Lösungen (Medizin, Kultur, Religion) aus dem Fernen Osten. Und wenn ich dreidimensional denke, dann kommen Lösungen in Form von Energie von oben von der Sonne, von unten aus den Gefilden des Meeres, aus den Lebewesen der Ozeane und den Elementen aus dem Erdinneren.

Das 19. Jahrhundert war das Jahrhundert der Hygiene. Ärzte haben angefangen ihre Hände zu waschen bevor sie Operationen oder Geburtshilfe vornahmen. Entzündungen, Infektionen und Todesfälle konnten damit drastisch gesenkt werden. Lange konnte diese so einfache Maßnahme von der Medizin nicht verstanden werden.

Das 20. Jahrhundert war das Jahrhundert der Medizin, das enorme Erfolge in Bezug auf gesünder und länger Leben gebracht hat. Impfungen, Antibiotika, Chemotherapie, Organtransplantationen. Die durchschnittliche Lebenserwartung ist mit all diesen Errungenschaften um über 25 Jahre gestiegen, von knapp 50 auf über 75.

Meines Erachtens wird das 21. Jahrhundert das Jahrhundert der Verhaltensänderungen. Die Medizin stößt an Grenzen. Das Rockefeller Institute of Medical Research meint: „Wenn die heutigen Ärzte nicht die Ernährungswissenschaftler von morgen werden, dann werden die Ernährungswissenschaftler von heute die Ärzte von morgen".

Mit Verboten, immer komplizierteren Gesetzen und Reglementen scheinen Staaten und Politiker nichts zu erreichen. Der Dschungel wird immer dichter und bald kennt sich niemand mehr darin aus.

Von Kontrolle und Durchsetzung nicht zu reden. Investition in Prävention (Vorsorge) ist die einzige Lösung. Unsere besten Marketing- und Kommunikationsspezialisten, kreative Werber müssen dafür eingesetzt werden. Sie müssen auf einfachste Weise kommunizieren, wie durch Essverhalten sowie durch den Konsum der Gratis-Medizin Sonne und frische Luft, Krankheiten vermieden und ein gesundes Leben geführt werden kann. Gute Beispiele dafür gibt es bereits, die Anti-AIDS- und Raucher-Kampagnen.

Alternative Heilmethoden, die Heilkraft von natürlichen Produkten und Lebensmittel müssen weiter erforscht werden. Warum soll die Pharmaindustrie und die von ihr abhängige Schulmedizin das Monopol in unserem Gesundheitssystem haben? Was uns weiterbringt ist nur das Forschen nach dem Nutzen alternativer Heilmethoden und Studien wie Leute, die sich auf eine bestimmte Art ernährt haben, degenerative Krankheiten vermeiden konnten.

Forschung und Prävention betreiben kostet Geld, viel Geld und zudem können die Resultate nicht so genau vorausgesagt und quantifiziert werden, wie wenn man ein Krankenhaus baut, eine Operation durchführt oder ein Medikament verschreibt. Auch hier gibt es wieder ein Problem der Prioritäten, der bereits erschöpften Kassen und vor allem ein Problem des Angriffs auf bestehende, traditionelle Systeme und Methoden, die aus verschiedenen Gründen unter allen Umständen verteidigt werden.

Beim Klimaerwärmungsproblem versucht man Mittel für die Problemlösung in Form von CO_2 Abgaben und Klimarappen (schweizerischer Aufschlag auf Kraftstoffe, dessen Erlös für die der Klimagesundheit ausgegeben wird) zu beschaffen. Vielleicht wäre die Erhebung eines Gesundheitsrappens eine Möglichkeit, die Finanzierung von Vorsorgemaßnahmen zu ermöglichen. Dafür besteht es aber wenig Hoffnung, denn bezüglich Verursacher der Gesundheitsmisere gibt es wohl nie eine Einigkeit.

Liebe Leser dieses Buches, Sie können von Niemandem, von keinem Politiker, von keinem Unternehmen, von keinem Staat, von keiner Organisation erwarten, dass Ihr Gesundheitsproblem gelöst wird. Die Systeme sind zu eingefleischt, traditionell verankert und von kommerziellen Interessen geschützt. Gegner und Verbesserer sind zu schwach, um etwas zu verändern.

Sie, ganz alleine Sie, sind mit Ihrem Verhalten, Ihrer Lebensweise, Ihrer Ernährungsart und der Wahl Ihrer Präventions- und Heilmittel für Ihr Wohl und Ihre Gesundheit verantwortlich. Über Ihren Körper und wie Sie ihn pflegen und füttern bestimmen Sie. Sie sind der Boss. Vielleicht haben Sie auch noch Einfluss auf Ihre Familie, Freunde und Bekannte.

Obwohl es einleuchtend ist, dass unsere moderne Lebens- und Ernährungsweise weit entfernt von deren unserer jagenden und sammelnden Urahnen ist und sich unsere Gene in so kurzer Zeit nicht darauf einstellen konnten, können wir uns nicht zurückversetzen.

Wir sind nun einmal den heutigen Umweltbedingungen ausgesetzt und eine Mehrheit der Bevölkerung muss sich aus dem Angebot unserer heutigen Supermärkte ernähren. Wer kann sich denn schon von eigenem pestizidfreiem Gemüse, Fleisch von grasfressenden Tieren vom nahegelegenen Bauern ernähren und nur sauerstoffgeladenes, unverseuchtes Quellwasser trinken?

Wichtig ist jedoch, sich der Gefahren der heutigen modernen Lebens- und Ernährungsweise bewusst zu sein. Es geht ganz einfach nur um die Minimierung der Risiken in einem sehr komplexen System. Der Stoffwechsel ist für jeden individuell. Er kann sich zudem über die Jahre verändern oder sich auch den Umständen anpassen.

Es ist nicht eine Frage von pflanzlicher oder tierischer Ernährung, sondern dass die Lebensmittel nicht vom Menschen denaturiert bzw. verarbeitet werden und damit für den Körper fremd sind, das heißt, nicht richtig verstoffwechselt werden können und Abfallstoffe hinterlassen. Die industrialisierte Landwirtschaft hat uns dazu einen Bärendienst erwiesen mit den Rohstoffen für raffiniertes, entzündungsförderndes Pflanzenöl, raffiniertes Getreide (vor allem Weizen) und Zucker. Man muss diese Produkte nicht unbedingt meiden, aber dennoch sollte man die Menge so gering als möglich halten, so dass der Körper eine Chance hat, damit umzugehen und sich zu entgiften.

Um Ihre Gesundheit so gut als möglich zu bewahren, verhalten Sie sich ganz einfach so natürlich wie möglich, bewegen Sie sich und genießen Sie es. Und machen Sie so weiter solange Sie können.

Vor vielen Jahren habe ich mich entschieden, mich täglich an frischer Luft zu bewegen, Sonne, Mineralstoffe und Spurenelemente in der natürlichen Form von Coral Calcium zu konsumieren. Zudem genieße ich regelmäßig gutes, natürliches Essen und dazu immer etwas Rotwein.

Leben Sie wohl
Ruedi Buser

Weitere Informationen und Bezugsquellen von geeigneten Produkten finden Sie unter:

www.kampf-dem-ernaehrungstod.ch und

www.selbstheilung-online.de